U0390870

FUENGZRE OKSENG VEUQNOIX

出生缺陷防治

Sawcuengh Caeuq Sawgun

壮汉双语

Gvangjsih Bouxcuengh Swcigih Fuyou Baujgenyen

广西壮族自治区妇幼保健院

Gvangjsih Okseng Veuqnoix Fuengzre Gaemhanh Yenzgiusoj

广西出生缺陷预防控制研究所

Bouxbien

编著

Luz Yungjbinh　Hoiz

卢勇斌　译

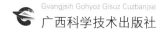

Gvangjsih Gohyoz Gisuz Cuzbanjse

广西科学技术出版社

图书在版编目（CIP）数据

出生缺陷防治：壮汉双语 / 广西壮族自治区妇幼保健院，广西出生缺陷预防控制研究所编著；卢勇斌译.—南宁：广西科学技术出版社，2021.12
（中国—东盟传统医药文库）
ISBN 978-7-5551-1718-6

Ⅰ.①出… Ⅱ.①广… ②广… ③卢… Ⅲ.①新生儿疾病 - 先天性畸形 - 防治 - 壮、汉 Ⅳ.①R726.2

中国版本图书馆CIP数据核字（2021）第247532号

CHUSHENG QUEXIAN FANGZHI（ZHUANG HAN SHUANG YU）
出生缺陷防治（壮汉双语）

广西壮族自治区妇幼保健院　广西出生缺陷预防控制研究所　编著
卢勇斌　译

责任编辑：赖铭洪　罗　风	特约编辑：莫蓓蓓　覃祥周
责任校对：冯　靖	特约校对：韦淑英
责任印制：韦文印	封面设计：韦宇星
版式设计：林　蕊	
出 版 人：卢培钊	出版发行：广西科学技术出版社
社　　址：广西南宁市东葛路66号	邮政编码：530023
网　　址：http://www.gxkjs.com	编 辑 部：0771-5864716
经　　销：全国各地新华书店	
印　　刷：广西雅图盛印务有限公司	
地　　址：南宁市高新区创新西路科铭电力产业园　邮政编码：530007	
开　　本：787mm×1092mm　　1/32	
字　　数：95千字	印　　张：4.25
版　　次：2021年12月第1版	印　　次：2021年12月第1次印刷
书　　号：ISBN 978-7-5551-1718-6	
定　　价：39.80元	

Bonjsaw Benhveijvei
本书编委会

Moegloeg
目录

Cieng Daih'it Bien Giekdaej

Cieng Daihngeih Bien Fuengzre

Cieng Daihsam Bien Gisuz

Cieng Daihseiq Bien Gaemhanh

Cieng Daihhaj   Bien Cwngcwz

Cieng Daihroek   Gvangjsih Bouxcuengh Swcigih
Cinjhawj Yaekseng Duenqbingh、Lwgnding Cizbing
Saicaz Yihliuz Baujgen Gihgou Mingzdanh

第五章　政策篇

第六章　广西壮族自治区许可的产前诊断、新生儿疾病筛查医疗保健机构名单

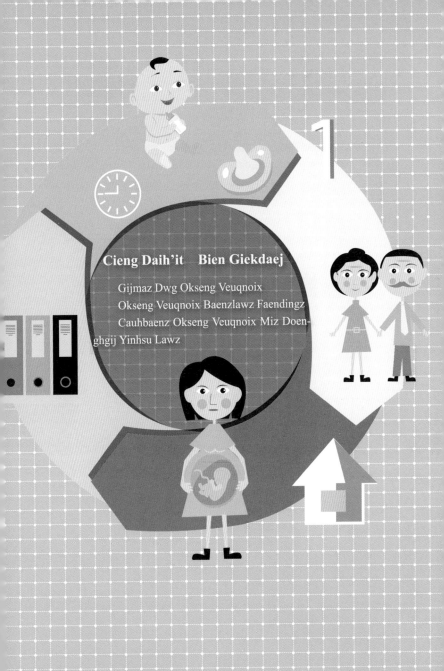

Cieng Daih'it　Bien Giekdaej

Gijmaz Dwg Okseng Veuqnoix
Okseng Veuqnoix Baenzlawz Faendingz
Cauhbaenz Okseng Veuqnoix Miz Doenghgij Yinhsu Lawz

1. Okseng Veuqnoix Eiqsei

Okseng veuqnoix dwg lwgnding doekciuh gaxgonq fatseng ndangdaej gezgou yunghcawq roxnaeuz daise miz vwndiz. Miz di vwndiz dwg okseng seizhaeuh aeu lwgda daeuj yawj ndaej raen gij yinghsiengq gezgou de miz vwndiz haemq yienhda, hoeng miz di vwndiz yaek aeu doenggvaq daegbied genjcaz roxnaeuz youq fatmaj ndawde cijndaej duenqbingh cingcuj. Okseng veuqnoix iqet laemxseiz doiq lwgnding ndangdaej yingjyangj nyaeq, hoeng okseng veuqnoix yiemzcungh caemh ndaej dai lwgnding, gemjdinj souhmingh roxnaeuz sawj lwgnding ciengzgeiz baenz bingh、ndangcanz daengx seiq.

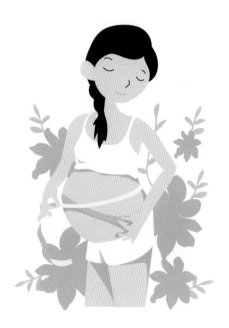

2

2. Okseng Veuqnoix Faenloih

Cujyau miz saenzging、siuswg、miniu swnghciz、noh ndokgog、diem-heiq、cinzvanz、naengnoh hidungj gezgou gihhingz caeuq hajguen yiemz-cungh gezgou gihhingz, beijbaenz fouzuk gihhingz、ukgyaeuj bongzok、ndoksaen dek、sengcingzsing ukcwkraemx、saihoz gvensaek、sengcingzsing saejgiethung、saejlauxdog roxnaeuz conghhaex gvensaek、raemndoj、sainyouh laj dek、hwklaj dek、bak vengq、bingh simdaeuz sengcingz daengj.

Beijbaenz bwzhyezbing sengcingz、baezfoeg yakrwix daengj.

Beijbaenz bwnjbingj dungzniucwng、gauhbwnjbingj-anhsonh hezcwng、lwgngamqseng gyazcangsen gungh-nwngz doekdaemq daengj.

Beijgangj sengcingz ukgyaeuj gazgiengh daemq-det、fatmaj hingzveiz gazgiengh、sengcingz dingjbingh veuqnoix、lwgnyez duihingzsing cizbing、nuk、ngoemx daengj.

Aenvih yenjswzdij sumuz roxnaeuz gezgou miz vwndiz cauhbaenz yizconz vuzciz mbouj ndaej bingzhwngz. Dangqnaj gaenq yawjraen vunz-loih yenjswzdij miz vwndiz caeuq gezgou gizhingz bienqva 3000 lai cungj, ciengz yawjraen miz Dangzsi Cunghozcwngh daengj.

3

3. Cauhbaenz Okseng Veuqnoix Yinhsu——Yizconz

Bohmeh gihyinh fatseng gaijbienq, yizconz hawj lwgnyez, sawj lwgnyez baenz bingh. Ciengz yawjraen binghyizconz miz danhgihyinh yizconzbing、dohgihyinh yizconzbing、yenjswzdij sumuz caeuq gezgou miz vwndiz le cauhbaenz bingh daengj. Bohmeh cienz hawj lwgnyez fuengsik cujyau miz baihlaj geij cungj.

Cangzgveih Yenjswzdij Yinjsing Yizconz

Bohmeh biujyienh cingciengz, danhseih bohmeh song boux cungj doengzseiz daiq cungj bingh gihyinh doxdoengz caiq ndaej cauh bingh, mwh mizndang bohmeh youh doengzcaez dawz bonjfaenh raek gij cauhbaenz bingh gihyinh cienz hawj lwgnyez, yinxhwnj lwgnyez miz bingh.

Cangzgveih yenjswzdij yinjsing yizconz bouxsai mehmbwk baenz bingh gihvei bingzyaenz doxdoengz.

Doengzseiz raek doxdoengz cungj
bingh cauhbaenz bingh gihyinh

Bingzyaenz miz

Moix boux lwgnyez bingzyaenz miz 1/4 aiq miz bingh, 1/2 aiq doxcab dwk cienz hawj lwg, 1/4 aiq laemxseiz cingciengz. Beijbaenz dicunghhaij lwedhaw、bwnjbingj dungzniucwng daengj.

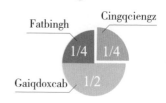

4

Cangzyenjswzdij Yinjsing Yizconz

Cauhbaenz bingh gihyinh youq cangzyenjswzdij baihgwnz, caemhcaiq youz aen dog daengjvei gihyinh raemqrwnq gaijbienq cix ndaej yinxhwnj bingh yizconzsing.

Ciengz yawjraen yahingz miz:

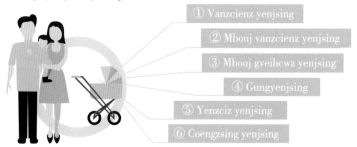

① Vanzcienz yenjsing
② Mbouj vanzcienz yenjsing
③ Mbouj gveihcwz yenjsing
④ Gungyenjsing
⑤ Yenzciz yenjsing
⑥ Coengzsing yenjsing

Cijaeu ndawndang miz aen gihyinh ndeu ndaej cauhbaenz bingh, couh ndaej fatbingh. Danghnaeuz bohmeh song boux miz boux ndeu dwg vunzbingh, couh ndaej yizconz hawj gij lwg songde, gyoengq lwg miz dingz soq aiq fatbingh; danghnaeuz bohmeh cungj dwg vunzbingh, lwg gyoengqde miz 3/4 gailiz fatbingh; danghnaeuz bohmeh cungj dwg vunz bingh caemhcaiq dwg gij cunzhozdij cauhbaenz bingh, lwg cungj ndaej fatbingh. Cungj bingh neix caeuq singqbied mbouj miz gvanhaeh, sai mbwk fatbingh gailiz doxdoengz.

Youq ndawranz miz vunzbingh, ndaej laemxdaemh geij daih baenz cungj bingh neix. Danhseih mizbaez aenvih baihndaw caeuq baihrog vanzging gaijbienq, gij cozyung cauhbaenz bingh gihyinh mbouj itdingh biujyienh okdaeuj (naeuz biujyienh saekdi), miz mbangj boux bonjlaiz yaek fatbingh, hix ndaej bienqbaenz doengh boux cauhbaenz bingh gihyinh yienghsiengq baihrog mbouj miz vwndiz, hoeng gij lwg gyoengqde yaengh miz 1/2 laemxseiz deng bingh, caemh ndaej biujyienh baenz daihlaeng cij yizconz. Gij lwg mbouj miz bingh caeuq cingqciengz vunz baenzranz, gij lwg de itbuen mbouj caiq fat cungj bingh neix. Beijgangj sengcingqsing gihgyangzciz、yizconzsing giuzhingz sibauh cwnghdohcwng daengj.

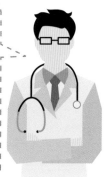

X Lenzsoj Yenjsing Yizconz

Aen gihyinh yizconzbing youq baihgwnz X yenjswzdij, gij singciz dwg yenjsing, yizconz fuengsik heuhguh X lenzsoj yenjsing yizconz, bingh cwngguh X lenzsoj yenjsing yizconzbing. Aenvih cauhbaenz bingh gihyinh dwg yenjsing, youh youq X yenjswzdij baihgwnz, vihneix, mboujlwnh bouxsai mehmbwk, cijaeu miz cauhbaenz bingh gihyinh aen ndeu (XA) couh ndaej fatbingh. X lenzsoj yenjsing yizconz caeuq cangzyenjswzdij yenjsing yizconz giz mbouj doxdoengz dwg, bouxmbwk miz bingh ndaej dawz cauhbaenz bingh gihyinh cienz hawj lwgsai, caemh ndaej cienz hawj lwgmbwk, caiqlix gailiz doxdoengz; hoeng bouxsai miz bingh danhdan hdawz gij gihyinh cauhbaenz bingh cienz hawj lwgmbwk, mbouj ndaej cienz hawj lwgsai.

Dajneix yawjraen, X lenzsoj yenjsing yizconz mehmbwk miz bingh lai gvaq bouxsai, daihgaiq dwg bouxsai boixndeu. Linghvaih, aenvih X yenjswzdij lieggenj saet lix gihci, daj depmbonq daeuj yawj, mehmbwk miz bingh itbuen binghcingz haemq mbaeu, hoeng bouxsai binghcingz haemq naek.

X Lenzsoj Yinjsing Yizconz

Singcang roxnaeuz yizconzbing doxgven gihyinh youq X yenjswzdij baihgwnz, doenghgij gihyinh neix singciz dwg yinjsing, youh riengz X yenjswzdij hingzveiz bae ndenq, gij yizconz fuengsik cwngheuh X lenzsoj yinjsing yizconz. Ciengz yawjraen X lenzsoj yinjsing yizconzbing miz yezyoujbing、hoengzloeg swzmangz、nohgyajbizhungsing yingzzyangj yaez daengj.

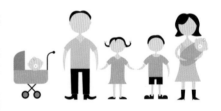

X lenzsoj yinjsing yizconz cauhbaenz bingh yinjsing raemqrwnq gaijbienq gihyinh youq baihgwnz X yenjswzdij, sibauh mehmbwk miz 2 diuz X yenjswzdij, mwh yinjsing cauhbaenz bingh gihyinh youq cabgyaux cangdai (XAXa) seiz, gij singcang yinjsing gihyinh gaemhanh roxnaeuz yizconzbing mbouj biujyienh okdaeuj, mehmbwk baenzneix dwg bouxraekbingh raek cungj cauhbaenz bingh gihyinh yienghsiengq cingqciengz. Hoeng youq ndaw sibauh bouxsai, cijmiz diuz X yenjswzdij, Y yenjswzdij baihgwnz noix doengzgoek cietduenh, yienghneix cijaeu baihgwnz X yenjswzdij miz aen yinjsing cauhbaenz bingh gihyinh (XaY) ndeu, couh ndaej fatbingh.

4. Cauhbaenz Okseng Veuqnoix Yinhsu——Vanzging

Aiq cauhbaenz okseng veuqnoix vanzging yinhsu cujyau miz vuzlij yinhsu、yozvuz yinhsu、vayoz yinhsu caeuq swnghvuz yinhsu.

Vuzlij Yinhsu

Geiz mizndang laeuh youq ndaw vanzging fuzse ndaej yinxhwnj yenjswzdij gihhingz bienqvaq caemhcaiq cauhbaenz lwgndawdungx fatseng gihhingz.

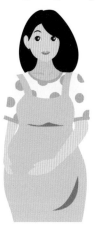

Yozvuz Yinhsu

Geiz mizndang sawjyungh cungj yw gangswnghsu lumj lenzmeizsu、gajnazmeizsu nem daihbouhfaenh yw dingjgang gezhwz, gizsuloih caeuq hozyizmiuz daengj, youq geizcaeux mizndang nem cauhbaenz gihhingz minjganj geiz sawjyungh cungj miz veizyiemj cauhbaenz gihhingz.

Vayoz Yinhsu

Geiz mizndang bungqdaengz nungzyoz beijgangj dizdiz-vei、dizbwzcungz、youjgihluz、youjgihgung、bwnjyangjsonh loih cuzcaujci、wcouluzbingjvanj、dizguhsangh daengj, nem yenz、gwz、gung、mungj、lij daengj ginhsuznaek caeuq luz-yizhih、luzdinghyizhih、bingjhihcingh daengj gauhfwnhswj vahozvuz daengj.

Swnghvuz Yinhsu

Daxmeh ganjyenj gij bingyenzdij doenggvaq aenrog bwnnyungz henhoh roxnaeuz baihgwnz sai rongzva lah lwgndawdungx. Ciengz yawjraen bingyenzdij miz gunghhingzdij、binghdoeg baezfungz、binghdoeg sibauhhung、danhcunz bauhcin binghdoeg, cawzok gijneix lijmiz rokraemx、daicang baez-foeg binghdoeg、binghdoeg ganhyenz caeuq meizduz luzsenzdij daengj.

7

5. Cauhbaenz Okseng Veuqnoix Gaiqwnq Yinhsu

Gwn Laeuj 、 Citien Daengj

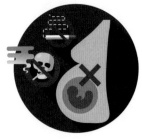

Mizndang seiz gij sibgvenq mbouj ndei lumj gwn laeuj 、 citien daengj, bauhgvaz deng ngeihsoujien haih, nem sup doeg 、 duzbinj yonjsing daengj doiq lwgndawdungx okseng veuqnoix miz cigsoh yingjyangj. Gij biujyienh dwg fatmaj nungj 、 gyaeujiq gihhingz 、 fat lai cungj siujyiengh gihhingz 、 lwglon 、 caengz rim ndwen seng 、 sengcingzsing binghsimdaeuz caeuq lwgngamqseng mbaeumbet daengj.

Mehdaiqndang Gijgwn Yaez

Mehmizndang youq geiz mizndang giepnoix diet 、 gai 、 sinh 、 denj 、 veizswnghsu A 、 yezsonh daengj yingzyangjsu, yungzhaeh cauhbaenz lwglon 、 caengz rim ndwen seng 、 dai seng caeuq lwgndawdungx gihcingz.

Diepnemfwngz:

Gaihfangsing sinzginghgvanj veuqnoix dwg cungj bingh yiemzcungh caengz rim ndwen seng sinzgingh hidungj gihhingz ndeu, seng lwg mhouj miz uk 、 Gaihfangsing ndoksaen dek 、 gvensaek ndoksaen dek 、 ukbongzbok 、 ukromraemx daengj. Gaihfangsing sinzginghgvanj veuqnoix fatseng youq mizndang doeklaeng 21~28 ngoenz, daih' iek dwg dawzsaeg mbat doeklaeng gvaq 5~6 couh, seizneix dwg gij gvanhgen seizgeiz sinzginghgvanj fatmaj. Danghnaeuz seizneix deng yinhsu ywix yingjyangj, couh yungzheih fatseng sinzginghgvanj veuqnoix. Yezsonh noix dwg gij cujyau yienzyinh baenz gaihfangsing sinzginghgvanj veuqnoix, aenvih sinzginghgvanj veuqnoix youq mehmbwk caengz rox mizndang seiz couh gaenq fatseng lo, couhdwg dawzsaeg mbat doeklaeng gvaq 5~6 couh, yienghneix dembouj yezsonh ceiqndei dwg youq mizndang gonq 12 couh haidaeuz daengz mizndang 12 couh.

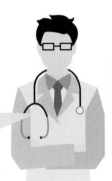

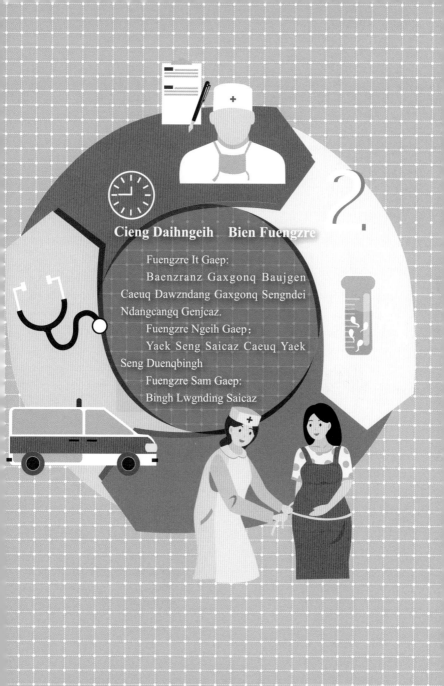

Cieng Daihngeih　Bien Fuengzre

Fuengzre It Gaep:

Baenzranz Gaxgonq Baujgen Caeuq Dawzndang Gaxgonq Sengndei Ndangcangq Genjcaz.

Fuengzre Ngeih Gaep:

Yaek Seng Saicaz Caeuq Yaek Seng Duenqbingh

Fuengzre Sam Gaep:

Bingh Lwgnding Saicaz

1. Okseng Veuqnoix Cabfwngz "Fuengzre Sam Gaep" Banhfap

Vih gemjnoix okseng veuqnoix fatseng, seiqgyaiq veiswngh cujciz (WHO) daezok le okseng veuqnoix cabfwngz "Fuengzre sam gaep" banhfap.

Fuengzre It Gaep

Gij cunghab cabfwngz youq mizndang gaxgonq caeuq ngamq mizndang (youh heuh veizyingiz) gaihdon, doenggvaq ndangcangq gyauyuz、genjdawz ceiqndei sengsanj nienzlingz、yizconz camhaemq、yaek mizndang gaxgonq baujgen、hableix bouj gwn、baexmienj gij doxgaiq fangsesing caeuq mizdoeg mizhaih、fuengzre gamjyiemj、siujsim yunghyw、gaiq ien、gaiq laeuj、gaiq doeg daengj, gemjnoix okseng veuqnoix fatseng.

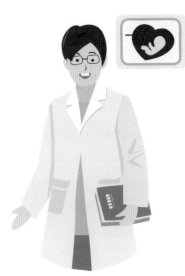

Fuengzre Ngeih Gaep

Doenggvaq yackseng saicaz caeuq yaekseng duenqbingh roxbiek gij yiemz-cungh sengcingz veuqnoix lwgndawdungx, caeux rox, caeux cabfwngz, gemjnoix lwg veuqnoix okseng.

Fuengzre Sam Gaep

Caeuxgeiz saicaz bingh lwgnding, couhdwg aeu caeuxgeiz duenqbingh, gib-seiz ywbingh, baexmienj roxnaeuz gemj-noix baenzcanz, daezsang gij swnghhoz cizlieng lwg baenzbingh.

2. Baenzranz Gaxgonq Baujgen Neiyungz

Baenzranz baujgen doiq bouxsai mehmbwk song mbiengj guh baenzranz gaxgonq yihyoz genjcaz, baenzranz gaxgonq veiswngh cijdauj caeuq baenzranz gaxgonq camhaemq sam hangh neiyungz.

Baenzranz Gaxgonq Yihyoz Genjcaz

Doiq bouxsai mehmbwk song mbiengj yaek baenzranz gojnwngz baenz cungj bingh yingjyangj sengsanj guh yihyoz genjcaz. Bauhgvaz baihlaj geij cungj: Bingh yizconzsing youqgaenj, binghlah yinxdingh, gij bingh wnq caeuq baenzranz gaxgonq mizgven daengj.

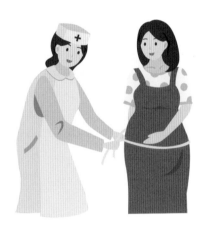

Baenzranz Gaxgonq Veiswngh Cijdauj

Canghyw cijdauj sai mbwk song mbiengj sugrox singveiswngh cihsiz, sengsanj cihsiz, yingjyangj gij bingh baenzranz sengsanj caeuq binghyizconz.

Baenzranz Gaxgonq Veiswngh Camhaemq

Canghyw vih bouxsai membwk song mbiengj daezhawj doenghgij camdap. Bauhgvaz mizgven vunhbei, sengsanj baujgen, fuengz mizndang mbaetseng daengj fuengmienh, vih daezsang songboux baenzranz le gwndaenj gvaq ndaej engq ndei dwk saed giekdaej.

3. Mizndang Gaxgonq Sengndei Ndangcangq Genjcaz

Mizndang gaxgonq sengndei ndangcangq genjcaz hanghmoeg cujyau miz sengndei ndangcangq gyauyuz、cam miz bingh cingzgvang、ndangdaej genjcaz、depmbonq sizyensiz genjcaz、yingjsiengqyoz genjcaz、fungyiemj bingzguh、camhaemq cijdauj、ngamq miz ndang caeuq mizndang geizsat riengzlaeng camyawj. doenggvaq mizndang gaxgonq doxgven genjcaz, song gvanbaz ndaej rox gij ndang bonjfaenh ndangcangq cingzgvang, rox daengz doenghgij fungyiemj yinhsu yingjyangj daengz sengsanj, lumj yizconz、vanzging、simleix caeuq hingzveiz fuengsik daengj, ciepndaej camdap cijdauj gvendaengz sengndei, ndaej yungh gij fuengzre cosih habngamj, daj ndangdaej、simleix、yingzyangj、hingzveiz fuengsik daengj lai fuengmienh guh ndei cunjbei, youq mwh ceiq ngamj ndang sim'onj dem mwh ceiqndei haenx mizndang, baexmienx dem gyangqdaemq gij fatseng fungyiemj okseng veuqnoix caeuq mizndang yaez, vih sengsanj lwgnding ndangcangq dwk ndei gij gietdaej gietsaed.

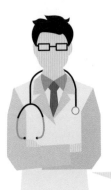

Diepnemfwngz:

Daihbouhfaenh lwg veuqnoix cungj fatseng youq seiz beihdaih fatmaj couh daihsam daengz couh daihbet. Baeznaengz mehmizndang bae yihyen genjcaz baez daih'it gaenq mauhgvaq couh daihbet, loek gvaq mwh ceiq ndei fuengzre okseng veuqnoix. Vihneix, gvanbaz yaek aeu lwg, cix aeu youq mizndang gaxgonq hainduj ciepaeu sengndei ndangcangq genjcaz, gyangqdaemq veuqnoix.

4. Hezcinghyoz Yaekseng Genjcaz

Hezcinghyoz yaekseng saicaz dwg doiq gij lwed mehmizndang gyazdaih danbwz、yinzyungz mauzmoz cuzsingsenz gizsu gak cungj doxgaiq hamzliengh caekdingh, caiq giethab mehmizndang mwh yaekseng, ndangnaek、binienz caeuq mwh coulwed gaenq dwg mizndang couh daihgeij, yungh fungyiemj bingzguh yenjgen suenq ok lwgseng ndaej gij bingh Dangzsi cunghhozcwngh caeuq hailanghsing sinzginghgvanj veuqnoix bingh fungyiemjciz.

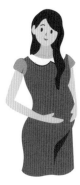

Aen Seizgeiz Saicaz

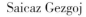

- Ngamq mizndang seiz hezcinghyoz saicaz
  Mizndang 11~13 couh +6 ngoenz
- Mizndang cunggeiz seng gonq hezcinghyoz saicaz
  Mizndang 15~20 couh +6 ngoenz

Caenh'aeu cou gij lwed mehmizndang cingmwz haj hauzswngh couh ndaej

Saicaz Gezgoj

- Gij saicaz gezgoj Dangzsi cunghhozcwngh dwg fungyiemj sang gaep, aeu caenh' itbouh duenqbingh gaxgonq okseng.

- Gij saicaz gezgoj hailanghsing sinzginghsing veuqnoix dwg fungyiemj gaep sang, aeu caenh' itbouh guh causing hidungj baizcawz ndangmbeuj baizcawz lwgndawdungx baenz sinzginghgvanj ndangmbeuj.

- Gij saicaz gezgoj Dangzsi Cunghhozcwngh dwg fungyiemj gaep daemq, cix ciuq baeznaengz gvidingh guh yaekseng genjcaz.

5. Mehmizndang Lwedgvaengxrog Lwgndawdungx Youzliz DNA Yaekseng Saicaz

Mehmizndang lwedgvaengxrog lwgndawdungx youzliz DNA yaekseng saicaz dwg yingyung gauhdunghlieng gihyinh cwzsi daengj yizconz gisuz genjcwz ndangmeh seiz mizndang lwedgvaengxrog lwgndawdungx youzliz DNA bienhduenh. Aeu daeuj bingzguh lwgndawdungx gij yenjswzdij ciengzraen feih cwngjbeidij mbouj ndei fungyiemj.

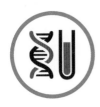

Aen Seizgeiz Saicaz

Mwh ceiqndei saicaz
Mizndang 12~21couh + 6 ngoenz
Caenh' aeu cou mehmizndang lwed cingmwz 5 hauzswngh couh ndaej

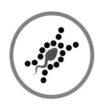

Saicaz Gezgoj

Saicaz gezgoj dwg fungyiemj gaep sang, aeu caenh' itbouh guh yaekseng duenqbingh

Gij gezgoj dwg fungyiemj gaep daemq, cix ciuq baeznaengz gvidingh guh yaekseng genjcaz.

6. Lwgndawdungx Yaekseng Causing Genjcaz

Lwgndawdungx yaekseng causing genjcaz dwg yungh caijswz dohbujlwz causing genjcaz, saicaz lwgndawdungx gezgou veuqnoix dem causingyenj cijbyauh mbouj doengz.

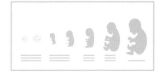

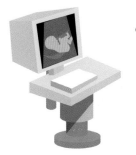

Aen Seizgeiz Saicaz

✎ Mizndang 11~13couh + 6 ngoenz guh diuzhoz caengzdoumingz (nt) genjcwz

Mizndang 22~24 couh guh causing daih baizcawz gihhingz genjcaz

Mizndang 28~34 couh guh causing siuj baizcawz gihhingz genjcaz.

Saicaz Gezgoj

✎ Causing genjcaz gezgoj mbouj doengz, aeu caenh' itbouh guh yaekseng duenqbingh

✎ Gezgoj dwg fungyiemj daemq, ciuq bingzciengz gvidingh daeuj guh yaekseng genjcaz.

7. Yaekseng Duenqbingh Neiyungz

 Yaekseng duenqbingh hix heuhguh okseng gaxgonq duenq-bingh roxnaeuz ndaw rongzva duenqbingh, dwg naeuz lwg-ndawdungx gaxgonq okseng yungh cwngzsieng gisuz (causing、hwzcwz gungcin) bae liujgaij gij yienghsiengq gezgou lwgndaw-dungx; yungh sibauh yizconz、fwnhswj genjcwz、swnghva menjyiz daengj gisuz bae doiq gij lwgndawdungx yenjswzdij, swnghva cwngzfwn、danhgihyinhbing、gihyinhcujbing、gezgou gihhingz genjcwz.

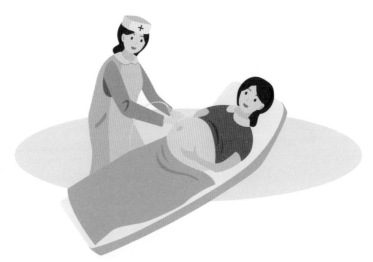

 Doenggvaq genjcwz doiq lwgndawdungx baenz seng-cingz gihhingz roxnaeuz bingh yizconzsing gibseiz duenqbingh, fuengzre binghyizconz youqgaenj、caizgan gitgaz dem lwg-ndawdungx sengcingz gihhingz okseng.

8. Gij Banhfap Ciengzyungh Yaekseng Duenqbingh

Gij banhfap ciengzyungh yaekseng duenqbingh miz seizcaeux yungzmauz hozgenjsuz、yangzmozgyangh conhcwsuz、cicingmwz conhcwsuz、causing genjcaz daengj.

Mizndang 10~13 couh

Aeu yungzmauz daeuj guh lwgndawdungx sibauh genjcaz.

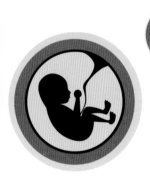

Mizndang 16~22 couh

Camz yangzmoz, ndaej raemxyangz caeuq gij sibauh daj gwnndang lwgndawdungx doek roengzdaeuj, doenggvaq swnghva fwnhsiz caeuq lwgndawdungx yenjswzdij hwzhingz fwnhsiz, couh ndaej cingcuj duenqbingh lwgndawdungx yenjswzdij miz mbouj miz vwndiz.

Mizndang 11~26 couh

Doenggvaq causing genjcaz cix ndaej caz ok lwgndawdungx miz mbouj miz ukgyaeuj gihhingz、ndoksaen dek、ukbongzok、ukcwkraemx、gyaeuj iq、lwgndawdungx gihhingz cungjliuz、makrongz lai、aen makdog、dungx dek、simfuengzgek veuqnoix、gekrug veuqnoix daengj gihhingz.

9. Doengh Boux Yaekseng Aeu Duenqbingh

Gienqnaeuz mehmizndang nem cingzgvang lajneix aeu bae guh yaekseng duenqbingh:

1. Mehmizndang yaekseng saicaz miz fungyiemj lai.

2. Mehmizndang mwh guj seiz seng lwg nienzlingz gaenq mauhgvaq 35 bi doxhwnj.

3. Mehmizndang sengsanj gvaq lwg yenjswzdij mbouj ndei.

4. Gvanbaz miz boux ndeu ndang daiq yenjswzdij mbouj cingqciengz.

5. Mizndang hoeng mbouj swnhleih gvaq roxnaeuz dwg boux ciepdawz dwzsuh baenzbingh yinhswj.

6. Dwg boux ndang daiqmiz lenzsoj yinjsing yizconzbing gihyinh.

7. Gvanbaz miz boux ndeu miz sengcingz yizconz daise, mehmizndang seng bouxlwg baenz bingh gvaq.

8. Mehmizndang miz yizconzbing gyahcuzsij roxnaeuz gyawjcin doxaeu lizsij.

9. Mehmizndang youq mwh mizndang roeb gvaq moengj heiqdoeg vayoz、ngaiz fuzse roxnaeuz ganjyenj binghdoeg gig naek.

10. Mehmizndang miz gvaq mbouj rox vihmaz lwglon、lwg dai ndawdungx、lwgndawdungx gihhingz caeuq lwgnding dai.

11. Mehmizndang causing genjcaz faztyienh lwgndawdungx gezgou mbouj cingqciengz.

12. Mehmizndang baez neix mizndang raemxyiengz lai gvaqbouh、raemxyiengz siuj gvaqbouh、fatmaj deng hanh daengj ngeiz miz gihhingz.

13. Mehmizndang sengsanj gvaq moux cungj bingh yizconz, gvanbaz miz boux ndeu miz moux cungj bingh yizconz roxnaeuz gvanbaz miz song boux miz moux cungj bingh yizconz.

14. Gaiq cingzgvangq wnq daj yihyoz daeuj yawj aeu guh yaekseng duenqbingh.

18

10. Lwgnding Bingh Sengcingz Genjcaz

Lwgnding Gij Bingh Daisesing Daj Sengcingz Yizconz Genjcaz

Lwgnding okseng 48 daengz 72 aen cunghdaeuz daj giujdin de cou lwed, doenggvaq aen sawqniemhsiz senhcin genjcwz fatyienh gij bingh daisesing veihhai yenzcung daj sengcingz yizconz, yienghneix couh ndaej caeux duenqbingh、caeux bae yw, baexmienj lwgnyez aenvih uk、daep、mak daengj deng haih yinxhwnj caizgan、dijgwz fatmaj deng gitgaz yenzcung cix dai.

Lwgnding Rwzraeh Saicaz

Doenggvaq sing rwz fazse、swdung rwzraehsing naujgan fanjying caeuq singhcujgang daengj denswnghlijyoz genjcwz, youq lwgnding okseng mwh de ninzonj roxnaeuz mwh caem guh gwzgvanh、vaiqvet caeuq fouzsieng genjcaz, couh ndaej caeux fatyienh、caeux fuengzre caeuq gemjsiuj rwzraeh canzciz cingzdoh.

Lwgnding Binghsimdaeuz Sengcingz Saicaz、 Duenqbingh Caeuq Yw.

Yungh dingcinjgi caeuq yungh bizmwzboz hezyangj baujhozdu cwzdingyiz doiq gij lwgnding doekseng 6 daengz 72 cunghdaeuz guh simdaeuz singcab dingqcaz caeuq ginghbiz mwzboz hezyangj baujhozdu cwzding, doiq saicaz gezgoj dwg yangzsing lwgnding lij aeu caenh'itbouh nyinhdingh duenqbingh, doiq lwgnding nyinhdingh baenz bingh aeu yw.

11. Lwgnyez Hidungj Baujgen

Doiq gyoengq lwgnyez 0 daengz 6 bi, gaihcanj lwgnyez binghnaek saicaz、genhcwz、cabfwngz dem cienjcinj gunghcoz.

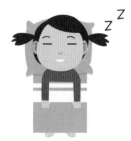

Doiq lwgnding caujcanj、lwgnding mbaeu seng caeux、byom、lwgnding yenzcung mansing yingzyangj mbouj gaeuq、hungmaj genjcwz gizsen laebdaeb song baez bingzdanj roxnaeuz caix roengz baihlaj、gyangdoh sangdoh bizbod、cunghdoh sangdoh lwednoix、hozdunggiz binghgoz、bingh simdaeuz sengcingz、bingh gyazcangsen gunghnaengz daemqca、bingh bwnjbingj dungzniu、rwzraeh cang'ai、cingsaenz nyaet daengj guh lwgnyez binghnaek guh cienmonz guenjleix.

Doiq gij bingh yenzyinh、binghcingz dinghguh aen fangh'an ceihyw cingqdeng, hawj yw bae yw、hawj yingzyangj cijdauj daengj miz cimdoiqsingq cabfwngz guhfap.

Doiq lwgnyez ndangcanz aeu guh ganghfuz yinlen dem cijdauj, lij aeu caeuq dangdieg ganghfuz yinlen gihgou laebguh lienzhaeh gihci.

Doenggvaq gveihfan dijgenj engq caeux ndaej fatyienh gihhingz veuqnoix, duetaeu mwhndei guh soujsuz ywbingh, daezsang gyoengq lwgnyez mizbingh swnghhoz cizlieng.

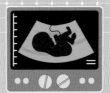

Cieng Daihsam　Bien Gisuz

Ciengzyungh Yaekseng Saicaz Gisuz: Hezcinghyoz
Yaekseng Saicaz、Mehmizndang Lwedgvaengxrog
Lwgndawdungx Youzliz DNA Yaekseng Saicaz Caeuq Duenq-
bingh、Lwgndawdungx Yaekseng Causing Saicaz

Ciengzyungh Yaekseng Duenqbingh Gisuz: Yenjswzdij
Haedyiengh Faensik、Yingjrongh Yienzvih Cabgyau(FISH)
Gisuz、Yenjswzdij Sinhben Faensik Gisuz(CMA)

Lwgndawdungx Yaekseng Causing Duenqbingh

Beihdaih Ndaemhaeuj Gaxgonq Yizconz Niemhdingh

Depmbonq Yizconz Camhaemq

Dicunghhhaij Lwedhaw Fangzgung

1. Hezcinghyoz Yaekseng Saicaz

Doiq gij mehmizndang caengz ndaej 35 bi, youq mizndang geizcaeux roxnaeuz mizndang cunggeiz wnggai yungh fapngeihlienz、fapsamlienz、fapseiqlienz raudingh mizndang gvendaengz hezsienghdanbwz A、gyazdaihdanbwz、yinzyungzmauzmoz cuzsingsenzgizsu、youzlizswhsanhcunz daengj swnghva cijbyauh , giethab gij mehmizndang nienzlingz、yincouh、ndangnaek、binghgvaq daengj yinhsu geiqsuenq gij fungyiemj gailiz lwgndawdungx deng bingh veuqnoix Dangzsi Cunghozcwngh caeuq gaihfangsing sinzginghguenj.

Mizndang Cunggeiz Gij Seizgan Hezcinghyoz Yaekseng Saicaz

✎ Mizndang 15~20 couh +6 ngoenz

Hezcinghyoz Saicaz Yungh Gij Byauh–cunj Dwg Swnghva Cijbyauh

✎ Doiq Dangzsi Cunghhozcwngh genjokliz:

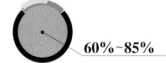

60%~85%

✎ Doiq hailanghsing sinzginghgvanj veuqnoix ndaej genjokliz:

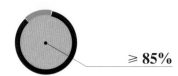

≥ 85%

2. Mehmizndang Lwedgvaengxrog Lwgndawdungx Youzliz DNA Yaekseng Saicaz Caeuq Duenqbingh

Mehmizndang lwedgvaengxrog lwgndawdungx youzliz DNA yaekseng saicaz caeuq duenqbingh dwg yingyung gauhdunghlieng gihyinh cwzsi daengj fwnhswj yizconz gisuz niemhdingh geiz mizndang ndangmeh lwedgvaengxrog lwgndawdungx youzliz DNA bienhduenh, yawhbienh bingzguh lwgndawdungx ciengzraen yenjswzdij mbouj dwg cingjboixdij doxca fungyiemj.

Mizndang Couh Habngamj Niemhdingh

Mizndang 12~22 couh +6 ngoenz

Muzbyauh Cizbing

Sam cungj ciengzraen yenjswzdij mbouj dwg cingjboixdij doxca, couhdwg

Dangzsi Cunghhozcwngh

18 Samdij Cunghhozcwngh

13 Samdij Cunghhozcwngh

Genjokliz

Dangzsi Cunghhozcwngh genjokliz mbouj daemq gvaq 95%

18 Samdij Cunghhozcwngh genjokliz mbouj daemq gvaq 85%

13 Samdij Cunghhozcwngh genjokliz mbouj daemq gvaq 70%

Vunzlai Habyungh

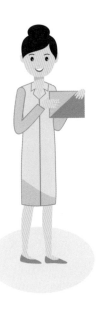

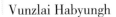 Hezcinghyoz saicaz yienh'ok gij meh-mizndang lwgndawdungx ciengzraen yenjswzdij mbouj dwg cingjboixdij fungyiemjciz youq ndaw 1/1000 funghyiemjsang ciedgatciz.

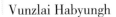 Deng duenqbingh yaekseng miz gaihaeuj-sing boux gimqgeihcwng (lumj lwglon yiengh-siengq、fatndat、yaek oklwed、mansingbing yenzdij ganjyenj hozdunggiz、mehmizndang Rh yinhsing hezhingz daengj).

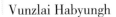 Mizndang gvaq 20 couh + 6 ngoenz, loek gvaq bae gij seizgan ceiqndei saicaz, hoeng yauhgiuz bingzguh boux miz fungyiemj Dangzsi Cunghhozcwngh、18 Samdij Cunghozcwngh、13 Samdij Cunghozcwngh.

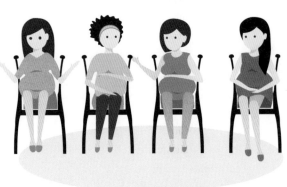

24

Gyoengqvunz Aeu Siujsim Yungh

Mehmizndang miz gij yienghsiengq lajneix guh niemhdingh haenx, niemh-dingh cingcunjdoh miz di doekdaemq, genjok yaugoj mbouj mingzbeg.

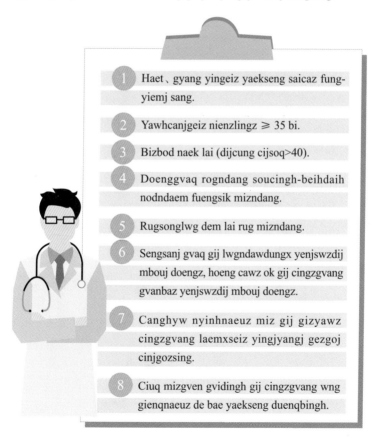

1. Haet、gyang yingeiz yaekseng saicaz fung-yiemj sang.

2. Yawhcanjgeiz nienzlingz $\geqslant$ 35 bi.

3. Bizbod naek lai (dijcung cijsoq>40).

4. Doenggvaq rogndang soucingh-beihdaih nodndaem fuengsik mizndang.

5. Rugsonglwg dem lai rug mizndang.

6. Sengsanj gvaq gij lwgndawdungx yenjswzdij mbouj doengz, hoeng cawz ok gij cingzgvang gvanbaz yenjswzdij mbouj doengz.

7. Canghyw nyinhnaeuz miz gij gizyawz cingzgvang laemxseiz yingjyangj gezgoj cinjgozsing.

8. Ciuq mizgven gvidingh gij cingzgvang wng gienqnaeuz de bae yaekseng duenqbingh.

Vunz Mbouj Habyungh

Miz gij cingzgvang mehmizndang lajneix guh niemh-dingh seiz, laemxseiz yiemzcungh yingjyangj gij gezgoj cinjgozsing.

(1) Yincouh < 12 couh + 0 ngoenz.

(2) Gvanbaz mbiengj ndeu miz mingzbeg yenjswzdij mbouj doengz.

(3) Bineix ciepsouh gvaq bouxwnq suhlwed、nodndaem soujsuz、sibauh bouxwnq ywbingh daengj.

(4) Lwgndawdungx causing genjcaz daezsingj miz gezgou vwndiz dingh'aeu guh yaekseng duenqbingh.

(5) Miz gihyinh yizconzbing gyahcuzsij roxnaeuz daezsingj lwgndaw-dungx miz gihyinhbing fungyiemj sang.

(6) Yingeiz demgyoeb foegnok yakrwix.

(7) Canghyw nyinhnaeuz miz gij gizyawz cingzgvang laemxseiz yingj-yangj gezgoj cinjgozsing.

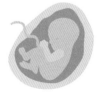

Cawz ok gwnzde gangj mbouj habyungh cingz-gvang, mehmizndang roxnaeuz vunz ndaw ranz de cungj rox cingzgvang caez hix caemh doengzeiq de mizndang, yienghneix ndaej genj guh mehmizndang lwedgvaengxrog lwgndawdungx youzliz DNA yaek-seng niemhdingh.

3. Lwgndawdungx Yaekseng Causing Saicaz

Diuzhoz Caengz Ronghcingx (NT) Genjcaz

Doenggvaq caijsaek causing genjcaz hoz lwgndawdungx ranghronghcingx nadoh, dwg cangzgveih genjcaz cungj ndeu aeu daeuj baizcawz lwgndawdungx gihhingz, ndaej daezgonq fatyienh yenjswzdij cizbing caeuq fatyienh gij lwgndawdungx miz vwndiz youz lai cungj yenzyinh cauhbaenz.

Niemhdingh habngamj yincouh

11~13 couh +6 ngoenz

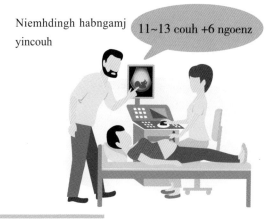

Lwgndawdungx Yaekseng Causing Saicaz

Mizndang 18~24 couh ndawde doiq lwgndawdungx guh gij hidungj causing genjcaz. Cujyau cazyawj gij hingzdai gezgou lwgndawdungx cungyau gi'gvanh, fuengbienh fatyienh lwgndawdungx miz mbouj miz cauhbaenz dai roxnaeuz yiemzcungh cauhbaenz ndangcanzsing gihhingz, bauhhamz guekgya veiswngh gengangh veijyenzvei yauhgiuz baizcaz, neix dwg lwgnyez mbouj miz uk、yiemzcungh uk bongzok、yiemzcungh gaihfangsing saenhwet dek、sim rongzdog、yiemzcungh bangxaekdungx veuqnoix dem gi'gvanh ndawdungx fan'okrog caeuq ndokgyaed nyaet cauhbaenz dai lwgndawdungx roek cungj gihhingz cauhbaenz lwgndawdungx dai.

4. Ciengzyungh Yaekseng Duenqbingh Gisuz

Yenjswzdij Hwzyiengh Faensik

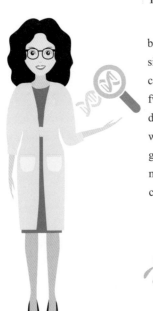

Lwgndawdungx yenjswzdij cizbing duenqbingh gij byauhcunj sang dwg lwgndawdungx sibauh yenjswzdij hwzyiengh faensik, gij soqmoeg caeuq gezgou mbouj doengz youq ndaej daengz di fwnhbenliz lajde doiq daengx cuj yenjswzdij guh duenqbingh, seizneix mboujcaengz miz gij gisuz wnq ndaej guenj dingjlawh de. Doiq gij binghlaeh gak cungj ngeizlumj lwgndawdungx yenjswzdij mbouj doengz, yenjswzdij hwzyiengh faensik cungj dwg gij fuengfap daih'it genj aeu.

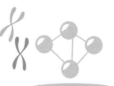

Hoeng cungj fuengfap neix miz gij gezdenj aeucaiz seizgan miz hanhseiz、beizyangj aeuseiz raez、gisuz onjdinghsing yaez、deng ngat gij ginghyen bouxyawjben daengj, guhbaenz seizgan aeu yungh 2~3 couh. Gij binghlaeh deng yienjdaiq fwnhbenliz hanh doiq mbangj ngeizlumj gezgou mbouj doengz, sihyau yungh yingjrongh yienzvih cabgyau (FISH) gisuz、yenjswzdij sinhben faensik gisuz (CMA) daengj caiq bae dinghcinj.

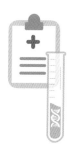

Yingjrongh Yienzvih Cabgyau (FISH) Gisuz

Yingzrongh yienzvih cazgyauh dwg gij gisuz ndeu cungj sibauh yizconzyoz caeuq fwnhswj swngh-vuzyoz gyoeb doxriengz, cungj gisuz neix leihyungh gij DNA damqcim yingjrongh geiqhauh, riengz muzbyauh yienghbwnj DNA guh yienzvih cazgyauh, doenggvaq yingjrongh yenjveihging niemhdingh yingjrongh saenqhauh, lumjneix fanjyingj doxdoiq diegvih yenjswzdij cingzgvang, doiq niemhdingh DNA silied guh dinghvih、dinghsing caeuq doxdoiq dinghliengh faensik.

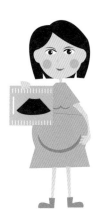

FISH ndaej bienqbaenz saebhabdij, yizveising cungbaiz, cungfoek、lauqsaet roxnaeuz caphaeuj-sing cungbaiz gozdingh saebhab beijlaeh、cungbaiz leihhingz、laizyenz dem dekraekdiemj daezhawj gozgauh yihgawq, doiq mbangj haedyiengh faensik miz nanzduh di binghliz ndaej yungh FISH gozyinh.

FISH gisuz dwg doiq gij niemhdingh daeg-dingh diemjvih, cijnaengz genjcaz damqcim muz-byauh yenjswzdij, mbouj ndaej caemhcaiq doiq daengx cuj yenjswzdij guh "conzsizsing" genjcaz.

Yenjswzdij Sinhben Faensik Gisuz (CMA)

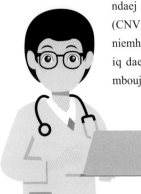

Yenjswzdij sinhben faensik gisuz youh cwngguh "fwnhswj haedyiengh faensik", ndaej youq daengx gihyinhcuj suijbingz guh saujmiuz, ndaej niemhdingh gij byakgyaeqsoq bienqyiengh (CNV) yenjswzdij gaxgonq, daegbied dwg youq niemhdingh gihyinhcuj loenqsaet noix、cungzfuk iq daengj gihyinhcuj mbouj bingzhwngz caeuq mbouj doengz fuengmienh miz youhsi hung.

5. Lwgndawdungx Yaekseng Causing Duenqbingh

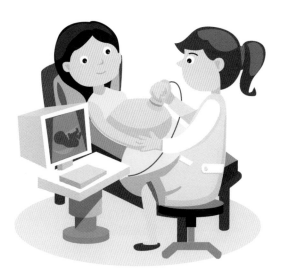

Lwgndawdungx yaekseng causing duenqbingh dwg youq mizndang gak geiz gij vwndiz doiq lwgndawdungx sengmaj raudag causing roxnaeuz saicaz causing fatyienh caiq bae genjcaz dem faensik, doiq lwgndawdungx miz mbouj miz yenzcung majhung veuqnoix guh'ok gatsat gietlunh roxnaeuz hableix gaijsiz.

Lwgndawdungx yaekseng causing duenqbingh aeu miz gij sizyingcwng gig yiemzgwz, ei gij《Yaekseng Duenqbingh Gisuz Guenjleix Banhfap》yauhgiuz Gozgyah Veihswngh Gengangh Veijyenzvei 2020 nienz banbouh, youq gij yih-liuz danhvei miz yaekseng duenqbingh swhgwz, youz gij yaekseng duenqbingh yinzyenz miz swhgwz sang ciemcoh fatbouh yaekseng causing duenqbingh baugau.

6. Beihdaih Ndaemhaeuj Gonq Yizconzyoz Niemhdingh

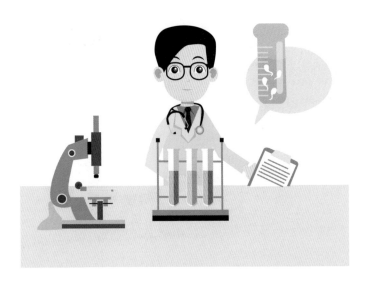

Beihdaih ndaemhaeuj gonq yizconzyoz niemhdingh (PGT), dwg doeng-gvaq NGS、CMA daengj gisuz doiq gij caengz guengciengx sibauh beihdaih nangzbeihgiz guh gij saicaz dem duenqbingh yizconzsingcizbing, bauhg-vaz beihdaih ndaemhaeuj gonq yizconzyoz raengsenj (PGS) caeuq beihdaih ndaemhaeuj gonq yizconzyoz duenqbingh (PGD). Doenggvaq PGT raengsenj ok gihyinhcuj cingqciengz roxnaeuz mbouj miz gij beihdaih daegdingh gihbingh soed de ndaemhaeuj rongzva ndawde bae, ndaej mizyauq gemjsiuj gij okseng yizconzsing lwgnyez veuqnoix, caemhcaiq ndaej gemjsiuj gij fanfoek liuzcanj aenvih yenjswzdij mbouj cwngcangz daengj, daezsang depcongz mizndangliz.

7. PGS Gaeuq PGD Gisuz

Beihdaih Ndaemhaeuj Gonq Yizconzyoz Saicaz (PGS)

Beihdaih ndaemhaeuj gonq yizconzyoz saicaz dwg cungj fuengfap ndeu dawz gij bingh saicaz daezgonq daengz beihdaih ndaemhaeuj gonq, doeng- gvaq bangbouj swnghciz gisuz, doiq gij beihdaih rogndang soucingh baenz guhyenjswzdij mbouj dwg cwngjbeidij faensik, senjgenj genjcwz gij beih- daih cingqciengz ndeamhaeuj rongzva, daezsang depmbonq mizndang gailiz, doekdaemq lwglon gailiz, gemjsiuj okseng veuqnoix.

Cungj gisuz neix cujyau habngamj yungh youq gij gvanbaz guh rogndang soucingh, gyoengq- de mbouj miz yizconzyoz gaenq rox miz vwndiz, hoeng miz fouz cwngjbeidij fungyiemj youqgaenj.

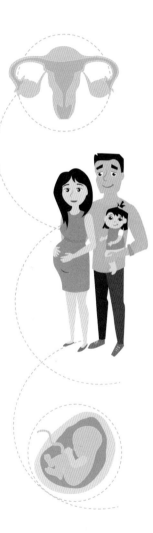

Beihdaih Naemhaeuj Gonq Yizconzyoz Duenqbingh (PGD)

Beihdaih Ndaemhaeuj gonq yizconzyoz duenq- bingh dwg youq beihdaih ndaemhaeuj gonq doiq beihdaih daegdingh binghyizconz doxgven gihyinh guh niemhdingh, senjok gij beihdaih mbouj miz cungj binghyizconz neix nodndaem haeuj congzrug, lumj neix aeundaej gij duenqbingh fuengfap lwg- ndawdungx cangqcwtcwt, ndaej raenhamq fuengz- dingj gij okseng lumj miz cungj bingh lwgnyez neix.

33

8. Depmbonq Yizconz Camhaemq

Yizconz Camhaemq

Canghyw camhaemq caeuq bouxcamhaemq ciuq gij cienzbouh vwndiz ndawranz binghyizconz yaek bungqdaengz daujlun dem doxyaeng.

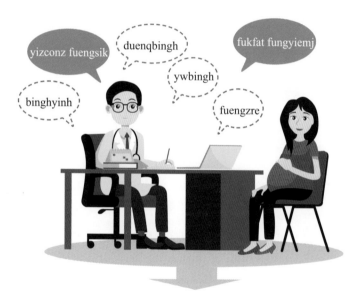

Doeklaeng guh'ok doiqcwz caeuq genjaeu habdoh, caiq ndaej canghyw bangcoengh dazyinx baihlaj bae guh'ok hengzdoengh itcig dabdaengz fuengzyw yaugoj. Cawzok rogsieng, dingzlai cungj swfazsing cizbing ndaej lied haeuj yizconz camhaemq fanveiz ndawde bae.

9. Bouxcamhaemq Yizconz

Gaengawq 2002 nienz 《 Veiswnghbu Gvendaengz Yaenqfat Gij Dunghcih
〈 Yaekseng Duenqbingh Gisuz Guenjleix Banhfap 〉 Doxgven Baenzdauq Vwnz-
gen 》, gij bouxcamhaemq yizconz ciengzraen lumj baihlaj neix:

 Gvanbaz song mbiengj rox-
naeuz gyahaeh cingzyenz deng
miz moux cungj binghyiz-
conz roxnaeuz bouxgihhingz
sengcingz.

 Gyoengq gvanbaz mbouj
rox yenzyinh ukgvai doek-
daemq roxnaeuz dwg bohmeh
lwggihhingz sengcingz.

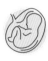 Mehmizndang yingeiz roeb
gij vanzging mbouj sienh
yinhsu yeaz gyamx miz
moux cungj binghnaiq.

 Gyoengq gvanbaz mbouj
rox yenzyinh fanfuk lon rox-
naeuz lwgndawdungx dai、
seng dai daengj cingzgvangq.

 Bouxcoz saimbwk mwh
binienz ngamj sengsanj hix
ciengzgeiz bungqdeng aen
vanzging mbouj ndei.

 Gyoengq gvanbaz sengsanj
gvaq lwgnyez miz bingh-
yizconz.

 Cangzgveih genjcaz roxnaeuz
ciengzraen binghyizconz sai-
caz fatyienh bouxmizbingh.

 Gij gvanbaz baenzranz lai
bi mbouj mizndang.

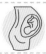 Mehmizndang nienzgeij
mauhgvaq 35 bi.

 Gij cingzgvangq gizyawz
aeu camhaemq.

10. Dicunghhaij Lwedhaw Fangzgung Gisuz

Dicunghhaij Lwedhaw genjcwngh Dieghaw, dwg cungj bingh lwedhaw yizconzsing yungzyezsing ndeu.

Fatbingh Gihci

Dicunghhaij Lwedhaw dwg aenvih suhdanbwz gihyinh veuqnoix, sawj gij daihlienh cuhdanbwz lwedhoengz hauxgyaeq miz cungj ndeu roxnaeuz lai cungj gemjsiuj habbaenz roxnaeuz mbouj naengz habbaenz, yinxhwnj hungzsibauh hingzdai, dijciz dem lwedhoengz hauxgyaeq gyoebbaenz cwngzfwn gaijbienq, biujyienh ok gij yezyizyoz biujyiengh dwzcwngh, lumj sibauh iq swzsucwng daemq, HbA_2 dem HbF daengj hamzliengh fatseng bienqvaq daengj.

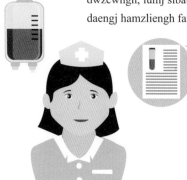

Saicaz Caeuq Duenqbingh

Caijyungh gij gisuz habngamj faensik deng niemhdingh godij, lumj hungzsibauh sijsoq, lwedhoengz hauxgyaeq cujfaenh, veuqnoix gihyinhhingz, guh Dicunghhaij Lwedhaw saicaz dem faenhswj duenqbingh.

Dicunghhaij Lwedhaw Saicaz (Sibauh Swdung Faensik Caeuq Lwed-hoengz Hauxgyaeq Cujfaeh Faenhsik Gisuz)

(1) Saeqbau Swhdoengh Faensik

Doenggvaq lwedgvaengzrog cienzbouh yezsibauh faensik (FBC), aeundaej RBC、HGB、HCT、MCV、MCH、MCHC dem RDW daengj niemhdingh gezgoj.

Cujyau gamyawj cijbyauh: MCV、MCH

Dang MCV < 82 fl caeuq (roxnaeuz) MCH < 27 pg

Dwg Dicunghhaij Lwedhaw saicaz yangzsing

Guengjsae dwg Dicunghhaij Lwedhaw dieg fatseng youqgaenj, vihliux gemjsiuj dinghyiengh Dicunghhaij Lwedhaw gihyinh bouxraekdawz saetlouh duenqbingh cingcuj, dawz MCV < 82fl caeuq (roxnaeuz) MCH <27 pg nyinhdingh gij cijbyauh Dicunghhaij Lwedhaw saicaz yangzsing. Saicaz yangzsing bietdingh guh Dicunghhaij Lwedhaw gihyinh duenqbingh cijndaej gozcinj.

(2) Lwedhoengz Hauxgyaeqcuj Faensik

Gij lwedhoengz hauxgyaeqcuj faensik fuengfap yinghyungh ngamjhoz, lumj ningzgyauh denyungj、mauzsigvanj denyungj、gauhyau yezsiengh swzbuj daengj lwghoengz hauxgyaeq faensik gisuz, niemhdingh gij doxdoiq hamzliengh HbA_2、HbA、HbF caueq HbH daengj cujfaenh lwed gvaengxrog.

Cujyau niemhdingh cijbyauh: HbA_2、HbF、HbH daengj lwedhoengz hauxgyaeq hamzliengh

Dang HbA_2 > 3.5%、HbF>3.0% (mehmizndang HbF>5.0%), niemhdingh ok gizyawz mbouj cingqciengz lwedhoengz hauxgyaeq haenx, Dicunghhaij Lwedhaw saicaz gezgoj dwg yangzsing.

Saicaz bouxyangzsing bietdingh guh Dicunghhaij Lwedhaw gihyinh duenqbingh cijndaej gozcinj.

(3) Dicunghhaij Lwedhaw Gihyinh Duenqbingh

Yungh Gap-PCR gisuz niemhdingh saetnoixhingz α- Dicunghhaij Lwedhaw, seizneix cangzgveih niemhdingh 4 cungj saetnoix loihyiengh dwg baihnamz ceiq ciengzraen.

$^{--SEA}/\alpha\alpha$	$--\alpha^{3.7}/\alpha\alpha$	$-\alpha^{4.2}/\alpha\alpha$	$^{--THAI}/\alpha\alpha$

Yungh PCR giethab RDB (fanjyiengq bandiemj cabgyau) gisuz niemhdingh α- Dicunghhaij Lwedhaw diemj rubbienq gihyinh caeuq β- Dicunghhaij Lwedhaw.

Seizneix cangzgveih niemhdingh vunz cungguek ciengzraen 17 cungj β- Dicunghhaij lwedhaw diemj rubbienq.

CD41-42 (-CTTT)	IVS-II-654 (C>T)	-28 (A>G)
CD71-72 (+A)	CD17 (AAG>TAG)	IVS-I-5 (G>C)
CD31 (-C)	CD43 (GAG>TAG)	IVS-I-1 (G>T)
CD27/28 (+C)	CD26 (GAG>AAG)	-29 (A>G)
-30 (T>C)	Cap+40-43 (-AAAC)	CD14-15 (+G)
Hainduj mizmaxswj (Initiation condon) rubbienq (ATG>AGG)		-32 (C>A)

Cangzgveih niemhdingh sam cungj α- Dicunghhaij Lwedhaw diemj rubbienq gihyinh.

$\alpha^{CS}\alpha/\alpha\alpha$	$\alpha^{QS}\alpha/\alpha\alpha$	$\alpha^{WS}\alpha/\alpha\alpha$

11. Gij Bizyausing Dicunghhaij Lwedhaw Fangzgung

Dicunghhaij Lwedhaw dwg ciengzyenjswzdij yinjsing dem yizconzsing cizbing, gvanbaz song mbiengj danghnaeuz dwg bouxraekdawz gij gihyinh Dicunghhaij Lwedhaw loihhingz doxdoengz, gyamx ginggvaq canghyw depmbonq bingzguj baenz gvanbaz fungyiemj sang, gij lwgndawdungx de miz gailiz raekdawz gihyinh Dicunghhaij Lwedhaw.

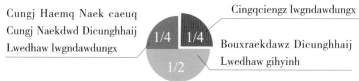

Cungj Haemq Naek caeuq
Cungj Naekdwd Dicunghhaij
Lwedhaw lwgndawdungx

Cingqciengz lwgndawdungx

1/4 1/4

1/2

Bouxraekdawz Dicunghhaij
Lwedhaw gihyinh

Seizneix myonzndok nodndaem dwg gij ywceih fuengfap haemq cingzsuz ndaej ywndei binghnaek β- Dicunghhaij Lwedhaw, hoeng gij vunzbingh daih'iek cij miz 25% ndaej boiqyiengh doxhab, caiqlij ywceih feiqyungh bengz raixcaix, gij ywliuz gezgoj ca ndaej gyae. Guengjsae dwg aen swngjgiz hingzcwng gih guekraeuz Dicunghhaij Lwedhaw fatsengliz ceiq sang, dangdieg 4~5 vunz couh miz boux ndeu dwg Dicunghhaij Lwedhaw bouxgihyinh gaemdaiq, moix 55 aen ranz couh miz ranz ndeu gij fungyiemj binghnaek Dicunghhaij Lwedhaw lwgnyez okseng, moix okseng 200~250 boux lwgndawdungx couh miz boux binghnaek Dicunghhaij Lwedhaw (bauhgvaz HbH bingh) lwgnyez ndeu. Vihneix, youq vunz Guengjsae guh Dicunghhaij Lwedhaw yawhfuengz doiq okseng veuqnoix fangzgungh yiyi hungdaih.

Diep Nem Fwngz

Baenzranz gaxgonq, mizndang gaxgonq gvanbaz wnggai guh Dicunghhaij Lwedhaw saicaz, ra ok gvanbaz song mbiengj cungj dwg yangzsing doengzvaq Dicunghhaij Lwedhaw saicaz, guh gihyinh duenqbingh caz ok gij fungyiemj sang gvanbaz raekdawz doengzyiengh gihyinh, youq yingeiz caenhcaeux guh yaekseng duenqbingh, ndojmienx boux binghnaek Dicunghhaij Lwedhaw Lwgnyez okseng.

39

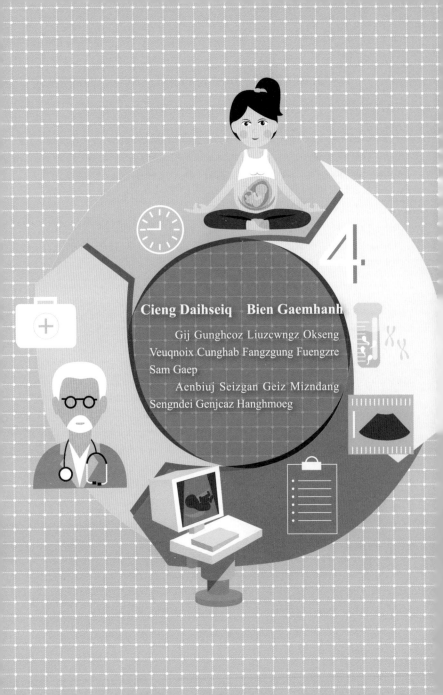

Cieng Daihseiq　Bien Gaemhanh

Gij Gunghcoz Liuzcwngz Okseng
Veuqnoix Cunghab Fangzgung Fuengzre
Sam Gaep

　　Aenbiuj Seizgan Geiz Mizndang
Sengndei Genjcaz Hanghmoeg

1. Gij Gunghcoz Liuzcwngz Okseng Veuqnoix Cunghab Fangzgung Fuengzre It Gaep

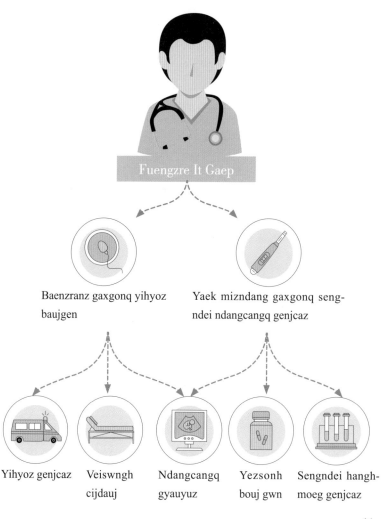

Fuengzre It Gaep

Baenzranz gaxgonq yihyoz baujgen

Yaek mizndang gaxgonq sengndei ndangcangq genjcaz

Yihyoz genjcaz

Veiswngh cijdauj

Ndangcangq gyauyuz

Yezsonh bouj gwn

Sengndei hanghmoeg genjcaz

2. Gij Gunghcoz Liuzcwngz Okseng Veuqnoix Cunghab Fangzgung Fuengzre Song Gaep (Yaekseng Saicaz)

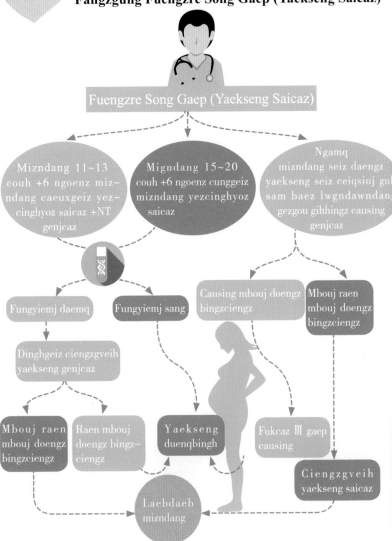

Fuengzre Song Gaep (Yaekseng Saicaz)

Mizndang 11~13 couh +6 ngoenz mizndang caeuxgeiz yezcinghyoz saicaz +NT genjcaz

Migndang 15~20 couh +6 ngoenz cunggeiz mizndang yezcinghyoz saicaz

Ngamq mizndang seiz daengz yaekseng seiz ceiqsiuj guh sam baez lwgndawndang gezgou gihhingz causing genjcaz

Fungyiemj daemq

Fungyiemj sang

Causing mbouj doengz bingzciengz

Mbouj raen mbouj doengz bingzciengz

Dinghgeiz ciengzgveih yaekseng genjcaz

Mbouj raen mbouj doengz bingzciengz

Raen mbouj doengz bingzciengz

Yaekseng duenqbingh

Fukcaz Ⅲ gaep causing

Ciengzgveih yaekseng saicaz

Laebdaeb mizndang

42

3. Gij Gunghcoz Liuzcwngz Okseng Veuqnoix Cunghab Fangzgung Fuengzre Song Gaep (Yaekseng Duenqbingh)

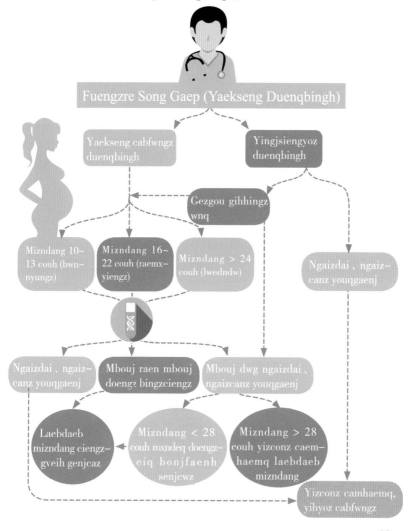

Fuengzre Song Gaep (Yaekseng Duenqbingh)

Yaekseng cabfwngz duenqbingh

Yingjsiengyoz duenqbingh

Gezgou gihhingz wnq

Mizndang 10~13 couh (bwn-nyungz)

Mizndang 16~22 couh (raemx-yiengz)

Mizndang > 24 couh (lwedndw)

Ngaizdai、ngaiz-canz youqgaenj

Ngaizdai、ngaiz-canz youqgaenj

Mbouj raen mbouj doengz bingzciengz

Mbouj dwg ngaizdai、ngaizcanz youqgaenj

Laebdaeb mizndang ciengz-gveih genjcaz

Mizndang < 28 couh roxndeq doengz-eiq bonjfaenh senjcwz

Mizndang > 28 couh yizconz caem-haemq laebdaeb mizndang

Yizconz camhaemq, yihyoz cabfwngz

43

4. Gij Gunghcoz Liuzcwngz Okseng Veuqnoix Cunghab Fangzgung Fuengzre Sam Gaep

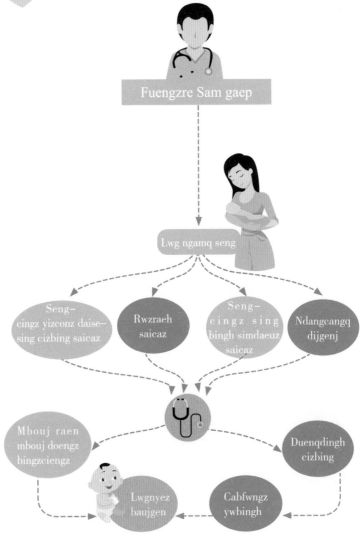

5. Aenbiuj Seizgan Geiz Mizndang Sengndei Genjcaz Hanghmoeg

Mizndang 11~13 couh +6 ngoenz gaxgonq

Laebdangj、NT genjcaz、yincaeuxgeiz yezcinghyoz saicaz、gaengawq linzcongz duenqbingh sihyau ndaej guh lwgndawdungx bwnnyungz yaekseng duenqbingh

Mizndang 12~22 couh +6 ngoenz

Mehmbwk mizndang lwedgvaengxrog lwgndawdungx youzliz DNA yaekseng saicaz caeuq duenqbingh

Mizndang 16~20 couh +6 ngoenz

Cunggeiz mizndang Dangzsi saicaz

Mizndang 16~22 couh

Gaengawq linzcongz duenqbingh sihyau ndaej guh lwgndawdungx raemxyiengz yaekseng duenqbingh

Mizndang gvaq 22 couh

Gaengawq linzcongz duenqbingh sihyau ndaej guh lwg-ndawdungx lwedndw yaekseng duenqbingh

Mizndang 22~24 couh

Causing baizcawz gihhingz laux genjcaz

Mizndang 28~34 couh

Causing baizcawz gihhingz iq genjcaz

Mizndang 28~40 couh

Ciengzgveih yaekseng genjcaz

Daih 10 couh
Daih 15 couh
Daih 20 couh
Daih 25 couh
Daih 30 couh
Daih 35 couh
Daih 40 couh

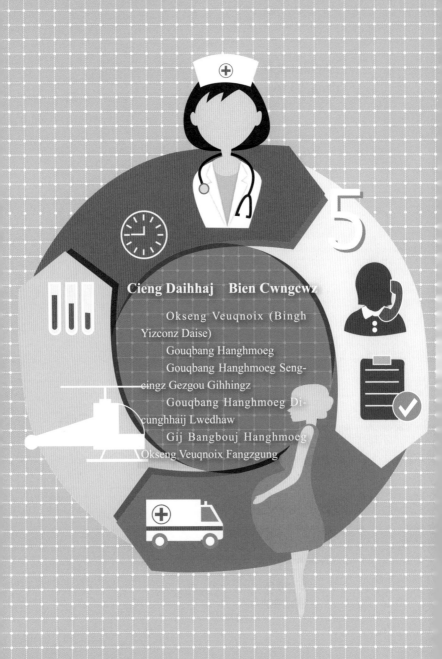

Cieng Daihhaj   Bien Cwngcwz

Okseng Veuqnoix (Bingh Yizconz Daise)

Gouqbang Hanghmoeg

Gouqbang Hanghmoeg Seng-cingz Gezgou Gihhingz

Gouqbang Hanghmoeg Di-cunghhaij Lwedhaw

Gij Bangbouj Hanghmoeg

Okseng Veuqnoix Fangzgung

1. Gouqbang Hanghmoeg Okseng Veuqnoix (Bingh Yizconz Daise)

Gij Seizgan Hanghmoeg Haicanj

2016 nienz Guengjsae haidoengh guh gij gouqbang hanghmoeg okseng veuqnoix (bingh yizconz daise) neix.

Gij Gihgou Bae Guh Aen Hanghmoeg Neix

Guengjsae 14 aen Fuyou Baujgenyen.

Gij Bingh Gouqbang

Bingh yizconz daisesing.

Gouqbang Doisieng

Gij lwgnyez baenz bingh youh hoj, nienzgeij mbouj mauhgvaq 18 bi, youq yihliuz gihgou ciepsouh duenqbingh、yw caeuq ywndei.

Gouqbang Diuzgen

Gij mbangj cienzyw gaghai mauhgvaq song cien maenz (hamz), rox- naeuz lwgnyez baenz bingh dwg vunz guekgya gaep gungzhoj yienh, gij mbangj cienzyw gaghai mauhgvaq cien maenz ndeu (hamz), ndaej saencingjgouqbang.

Gouqbang Cienzsoq

Gaengawq gij mbangj cienzyw lwgnyez baenz bingh gaghai, mbat ndeu couh hawj cien maenz daengz fanh maenz ndeu bangbouj. Lwgnyez baenz bingh gij cienz bangbouj (gaengawq gij seizgan gihginhvei gouqcoh guh dingh) mbat daih'it le, couh ndaej sinhcingj gij bangbouj mbat daihngeih.

Cam Ciengzcingz

Dwnghluz Gij Gvanhfangh Vangjcan Guekgya Veiswngh Ndangcangq Veijyenzvei caeuq Cunghgoz Okseng Veuqnoix Cabfwngz Gouqbang Gihginh- vei (http://www. csqx. org. cn/) roxnaeuz bae gak si Fuyou Baujgenyen cam.

47

2. Gij Gouqbang Hanghmoeg Sengcingz Gezgou Gihhingz

Gij Seizgan Hanghmoeg Haicanj

2018 nienz Guengjsae haidoengh guh gij gouqbang hanghmoeg sengcingz gezgou gihhingz.

Hangh Moeg Dinghdiemj Yihliuz Gihgou

Gvangjsih Yihgoh Dayoz Daih'it Fusuz Yihyen、Gvangjsih Boux-cuengh Swcigih Fuyou Baujgenyen、Gvangjsih Bouxcuengh Swcigih Yinz-minz Yihyen、Yougyangh Minzcuz Yihyozyen Fusuz Yihyen、Gveigangj Si Yinzminz Yihyen、Vuzcouh Si Hungzsizswvei Yihyen、Hocouh Si Yinzminz Yihyen、Hozciz Si Yinzminz Yihyen, Namzningz、Liujcouh、Gveilinz、Vuzcouh、Hinhcouh、Yilinz Si Fuyou Baujgenyen.

Gij Bingh Gouqbang

Depmbonq duenqbingh miz sinzgingh hidungj、siuhvaq hidungj、miniu hidungj caeuq cwnghciz gi'gvanh、gihyuz gujloz hidungj、huhgih hi-dungj、hajguen daengj 6 yiengh 72 cungj bingh sengcingz gezgou gihhingz.

Gouqbang Doiqsieng

Gij lwgnyez baenz bingh youh hoj, nienzlingz mbouj mauhgvaq 18 bi, youq yihliuz gihgou ciepsouh duenqbingh、soujcuz、yw caeuq yw' ndei.

Gouqbang Diuzgen

Gij lwgnyez baenz bingh youh hoj mbangj cienzyw gaghai mauhgvaq 3000 maenz (hamz) cungj ndaej saencingj.

Gouqbang Cienzsoq

Gaengawq gij mbangj cienzyw gaghai lwgnyez baenz bingh, mbat ndeu couh hawj 3000~30000 maenz bangbouj.

3. Gij Gouqbang Hanghmoeg Dicunghhaij Lwedhaw

Gij Seizgan Hanghmoeg Haicanj

2018 daengz 2019 nienz Guengjsae haicanj gij sawqdiemj gunghcoz Dicunghhaij Lwedhaw Gouqbang Hanghmoeg.

Gij Gihgou Bae Guh Aen Hanghmoeg Neix

Guengjsae 14 aen Sigiz Fuyou Baujgenyen.

Gij Bingh Gouqbang

Depmbonq duenqbingh miz suhyez yihlaising roxnaeuz Dicunghhaij Lwedhaw hingzgaep haemq naek caeuq hingzgaep naek.

Gouqbang Doiqsieng

Gij lwgnyez baenz bingh youh hoj, nienzlingz mbouj mauhgvaq 14 bi, youq yihliuz gihgou ciepsouh duenqbingh、yw.

Gouqbang Diuzgen

2018 nienz daengz 2019 nienz gij cienz nienzdoh ngaiz hai demh, ging yihliuz baujyiemj bausiuh le, gij lwgnyez baenz bingh youh hoj mbangj cienzyw gaghai mauhgvaq 3000 maenz (hamz) cungj ndaej sinhcingj.

Gouqbang Cienzsoq

Gaengawq gij mbangj cienzyw gaghai lwgnyez baenz bingh, mbat ndeu couh hawj 3000~10000 maenz bangbouj.

Cam Ciengzcingz

Dwnghluz Gij Gvanhfangh Vangjcan Guekgya Veiswngh Ndangcangq Veijyenzvei caeuq Cunghgoz Okseng Veuqnoix Cabfwngz Gouqbang Gihginhvei (http://www. csqx. org. cn/) roxnaeuz bae gak si Fuyou Baujgenyen cam.

49

4. Gij Bangbouj Hanghmoeg Okseng Veuqnoix Fangzgung

Menjfei Baenzranz Gaxgonq Yihyoz Genjcaz

Gij Gihgou Bae Guh Aen Hanghmoeg Neix
    Guengjsae ndaw gih gak aen yienh(si、gih)
vunhgenj gihgou.

Menjfei Doiqsieng
    Nem《Cunghvaz Yinzminz Gunghozgoz Vunhyinhfaz》mizgven
gvidingh, saimbwk song mbiengj roxnaeuz baih ndeu diegseng youq
ndaw Gvangjsih Bouxcuengh Swcigih.

Menjfei Byauhcunj
    Song mbiengj yiengjsouh gij fuzvu menjfei baenzranz gaxgonq
yihyoz genjcaz.

Menjfei Yaek Mizndang Gonq Sengndei Ndangcangq Genjcaz

Gij Gihgou Bae Guh Aen Hanghmoeg Neix
    Guengjsae ndaw gih gak yienh (si、gih) fuyou baujgen gihgou.

Menjfei Doiqsieng
    Nem sengsanj cwngcwz, gij gvanbaz song mbiengj roxnaeuz
baih ndeu diegseng youq ndaw Gvangjsih Bouxcuengh Swcigih youh
giva mizndang, hamz gij vunz riuzdoengh gvanbaz song mbiengj mbouj
dwg bonjdeih, hoeng, youq bonjdeih youq ndaej mauhgvaq buenq bi.

Menjfei Byauhcunj
    Song mbiengj yiengjsouh menjfei yaek mizndang gonq sengndei
ndangcangq genjcaz.

Menjfei Dembouj Yezsonh Fuengzre Sinzginghguenj Veuqnoix

Gij Gihgou Bae Guh Aen Hanghmoeg Neix

Guengjsae ndaw gih yihliuz baujgen gihgou.

Menjfei Doiqsiengq

Gij mehmbwk giva mizndang caeuq ngamq mizndang(hamz vunz ciengzyouq caeuq riuzdoengh).

Menjfei Dyauhcunj

Menjfei lingx ndaej gij yezsonh mizndang gonq sam ndwen caeuq ngamq mizndang sam ndwen.

Mizndang Cunggeiz Yaekseng Saicaz

Gij Gihgou Bae Guh Aen Hanghmoeg Neix

Guengjsae ndaw gih yaekseng saicaz、duenqbingh gihgou.

Bangbouj Doiqsiengq

Gij mehmbwk mizndang vunz Guengjsae diegseng youq ndawmbanj、Guengjsae diegseng caeuq ndawranz miz boux ndangcanz, caemhcaiq mizndang ndaej 15~20 couh +6 ngoenz.

Bangbouj Byauhcunj

Yaekseng saicaz bangbouj byauhcunj dwg 115 maenz boux vunz ndeu.

Menjfei Lwg Ngamqseng Cizbingh Saicaz

Coulwed Gihgou

Guengjsae ndaw gih ciep seng gihgou.

Genjcwz Gihgou

Gij yihliuz baujgen gihgou swcigih hawj guh lwg ngamqseng cizbingh saicaz.

Menjfei Doiqsiengq

Gij mehmbwk mizndang vunz Guengjsae diegseng youq ndaw mbanj、Guengjsae ndawranz miz boux ndangcanz, youq ndaw yihyen seng lwg.

Menjfei Byauhcunj

Lwg ngamqseng cizbingh saicaz feiqyungh dwg 67 maenz boux ndeu.

Menjfei Lwg Ngamqseng Rwzraeh Saicaz

Rwzraeh Hainduj Saicaz Gihgou

Guengjsae ndaw gih ciep seng gihgou.

Rwzraeh Duenqbingh Gihgou

Gij yihliuz baujgen gihgou swcigih hawj guh lwg ngamqseng rwzraeh duenqbingh.

Menjfei Doiqsieng

Gij mehmbwk mizndang vunz Guengjsae diegseng youq ndaw mbanj、Guengjsae diegseng youh dwg ranz ndangcanz, youq ndaw yihyen seng lwg.

Menjfei Byauhcunj

Lwg ngamqseng rwzraeh ngamq saicaz feiqyungh dwg 60 maenz boux ndeu, lwg ngamqseng rwzraeh youh saicaz feiqyungh dwg 120 maenz boux ndeu, lwg ngamqseng rwzraeh duenqbingh feiqyungh dwg 250 maenz boux ndeu.

Menjfei Lwgngamqseng Sengcingz Binghsimdaeuz Saicaz Caeuq Duenqbingh

Senghingz Simcangqbingh Saicaz Gihgou

Guengjsae ndaw gih ciep seng gihgou.

Binghsimdaeuz Senghingz Duenqbingh Gihgou

Gij yihliuz baujgen gihgou swcigih hawj guh lwg ngamqseng binghsimdaeuz senghingz duenqbingh.

Menjfei Doiqsieng

Gij lwg ngamqseng youq Guengjsae ndaw yihyen seng, bohmeh song mbiengj roxnaeuz baih ndeu dwg Guengjsae diegseng.

Menjfei Byauhcunj

Lwgngamqseng binghsimdaeuz senghingz saicaz feiqyungh dwg 15 maenz boux ndeu, lwgngamqseng binghsimdaeuz senghingz duenqbingh feiqyungh dwg 200 maenz boux ndeu.

5. Dicunghhaij Lwedhaw Fangzgung Bangbouj Hanghmoeg

Menjfei Vunhgenj Dicunghhaij Lwedhaw Lwedciengzgvi Codaeuz Saicaz

Gij Dicunghhaij Lwedhaw lwedciengzgvi codaeuz saicaz baenzranz gaxgonq yihyoz genjcaz mbauq sau、bohmeh yaek mizndang gonq sengndei ndangcangq genjcaz nazhaeuj ndaw menjfei baenzranz gaxgonq yihyoz genjcaz caeuq menjfei yaek mizndang gonq sengndei ndangcangq genjcaz hanghmoeg, anq hanghmoeg doxgven gvidingh saedhengz.

Menjfei Dicunghhaij Lwedhaw Lwednding Danbwz Faensik Fukcaz

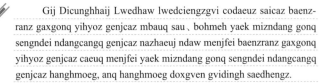

Menjfei Doiqsieng

Camgya baenzranz gaxgonq yihyoz genjcaz mbauq sau、bohmeh yaek mizndang gonq sengndei ndangcangq genjcaz, song mbiengj roxnaeuz baih ndeu dwg Guengjsae diegseng, caemhcaiq Dicunghhaij Lwedhaw lwedciengzgvi codaeuz saicaz dwg danfang yiengzsing (baih ndeu dwg Dicunghhaij Lwedhaw lwedciengzgvi codaeuz saicaz yiengzsing, baih ndeu dwg Dicunghhaij Lwedhaw lwedciengzgvi codaeuz saicaz yinhsing).

Gengaj Gvanbaz Mizndang

Song mbiengj roxnaeuz baih ndeu dwg Guengjsae diegseng, caemhcaiq Dicunghhaij Lwedhaw lwedciengzgvi codaeuz saicaz dwg danfang yangzsing (baih ndeu dwg dicunghhaij lwedhaw lwedciengzgvi codaeuz saicaz yienghzsing, baih ndeu dwg dicunghhaij lwedhaw lwedciengzgvi codaeuz saicaz yinsing), youh dwg gij doiqsiengq ging "Gveiq Mehlwg Hidungj" cam le lij caengz guh lwednding danbwz faensik. Doiq bohmeh ndeu cijndaej ndaej menjfei genjcwz mbat ndeu, mbouj ndaej menjfei genjcwz dem.

Menjfei Gietsuenq Byauhcunj

Menjfei Dicunghhaij Lwedhaw lwednding danbwz faensik fukcaz gietsuenq byauhcunj dwg 100 maenz doiq ndeu.

Menjfei Fuengsik

Nem gij doiqsieng hanghmoeg menjfei, dawz sinhfwncwng roxnaeuz hugoujbonj banhleix menjfei soujsuz, hawj bohmeh cigciep menjfei dicunghhaij lwedhaw lwednding danbwz faensik fukcaz.

Menjfei Dicunghhaij Lwedhaw Gihyinh Duenqbingh

Menjfei Doiqsiengq

(1) Gij menjfei doiqsiengq Dicunghhaij Lwedhaw gihyinh duenqbingh:

Baenzranz gaxgonq yihyoz genjcaz sai mbwk song baih、bohmeh yaek mizndang gonq sengndei ndangcangq genjcaz: Song mbiengj rox-naeuz baih ndeu dwg Guengjsae diegseng, caemhcaiq Dicunghhaij Lwedhaw saicaz dwg song mbiengj yangzsing.

(2) Laeb gajben gvanbaz mizndang:

Song mbiengj roxnaeuz baih ndeu dwg Guengjsae diegseng, caemh-caiq dwg Dicunghhaij Lwedhaw lwedciengzgvi codaeuz saicaz dwg song mbiengj yangzsing, youh dwg gij doiqsiengq ging "Gveiq Mehlwg Hidungj" cam le lij caengz guh doiqsiengq Dicunghhaij Lwedhaw gihyinh duenqbingh. Doiq bohmeh ndeu cijndaej guh menjfei genjcwz mbat ndeu, mbouj ndaej menjfei genjcwz dem.

(3) Gij menjfei doiqsiengq yiengh noixraenhingz Dicunghhaij Lwedhaw gihyinh duenqbingh:

Camgya baenzranz gaxgonq yihyoz genjcaz sai mbwk、gvanbaz yaek mizndang gonq sengndei ndangcangq genjcaz, song mbiengj roxnaeuz baih ndeu dwg Guengjsae diegseng, Dicunghhaij Lwedhaw saicaz dwg song mbiengj yangzsing youh cungj guh doiqsiengq Dicunghhaij Lwedhaw gihyinh duenqbingh, danghhaeuz miz gaengawq daeznaeuz aiq miz gij binghlaeh noixraen roxnaeuz lij caengz raen Dicunghhaij Lwedhaw doedbienq, ndaej menjfei guh noixraenhingz Dicunghhaij Lwedhaw gihyinh duenqbingh. Boux vunz ndeu cijndaej guh menjfei genjcwz mbat ndeu, mbouj ndaej menjfei genjcwz dem. Daeznaeuz aiq miz noixraen roxnaeuz lij caengz raen Dicunghhaij Lwedhaw doedbienq gidij camhciuq gij gisuz liuzcwngz Guengjsae Dicunghhaij Lwedhaw fangzgung 《Guengjsae Dicunghhaij Lwedhaw Fangzgung Gisuz Fuzvu Saedhengz Fueng'anq》.

Menjfei Gietsuenq Byauhcunj

Menjfei Dicunghhaij Lwedhaw gihyinh duenqbingh gietsuenq byauhcunj dwg 100 maenz doiq ndeu, noixraenhingz Dicunghhaij Lwedhaw gihyinh duenqbingh gietsuenq byauhcunj dwg 750 maenz boux ndeu.

Menjfei Fuengsik

Nem gij doiqsieng hanghmoeg menjfei, baengz sinhfwncwng roxnaeuz hugoujbwnj banhleix menjfei soujsuz, hawj gvanbaz cigciep menjfei guh Dicunghhaij Lwedhaw gihyinh duenqbingh roxnaeuz loihhingz noixraen Dicunghhaij Lwedhaw gihyinh duenqbingh.

Menjfei Dicunghhaij Lwedhaw Yaekseng Duenqbingh

Menjfei Doiqsiengq

Mizndang gvanbaz song mbiengj roxnaeuz baih ndeu dwg Guengjsae diegseng, song baih youh dwg vunz daiq yiengh doxdoengz Dicunghhaij Lwedhaw gihyinh, sihyau caenh'itbouh doiq lwgndawdungx guh Dicunghhaij Lwedhaw yaekseng duenqbingh, caemhcaiq dwg gij gvanbaz youq "Gveiq Mehlwg Hidungj" cam mbat neix yingeiz lij caengz guh Dicunghhaij Lwedhaw yaekseng duenqbingh. Lwgndawdungx ndeu mbat ndeu yingeiz ndeu cijndaej guh menjfei Dicunghhaij Lwedhaw yaekseng duenqbingh mbat ndeu, mbouj ndaej menjfei duenqbingh dem.

Menjfei Gietsuenq Byauhcunj

Menjfei Dicunghhaij Lwedhaw yaekseng duenqbingh gietsuenq byauhcunj dwg 1850 maenz boux ndeu.

Menjfei Fuengsik

Nem gij doiqsiengq hanghmoeg menjfei, dawz sinhfwncwng roxnaeuz hugoujbwnj banhleix menjfei soujsuz, hawj bohmeh cigciep guh menjfei Dicunghhaij Lwedhaw yaekseng duenqbingh.

Menjfei Cungcingz Dicunghhaij Lwedhaw Lwgndaw–
Dungx Yihyoz Cabfwngz

✎ Menjfei Doiqsiengq

　　Mizndang bohmeh song mbiengj roxnaeuz baih ndeu dwg
Guengjsae diegseng, caemhcaiq Dicunghhaij Lwedhaw yaekseng
duenqbingh dwg funghyiemj sang yienghnaek Dicunghhaij
Lwedhaw lwgndawdungx genyi guh yihyoz cabfwngz. Youq laj
cingzgvangq cungfaen yizconz camhaemq、sengndei cijdauj、
roxndeq genjaeu, menjfei hawj guh gij yihyoz cabfwngz daengx
mizndang.

✎ Menjfei Gietsuenq Byauhcunj

　　(1) Gij canhbauj fuzvu doiqsiengq youq ndaw yihbauj
cwngcwz fanveiz, guh yihbauj gietsuenq gonq, lw mbangj bonj-
faenh gaghai couh hawj cienzbouh bauqsiu.

　　(2) Gij fuzvu doiqsiengq lij caengz camgya yihbauj, louzyih
feiqyungh hawj cienzbouh bausiuh.

✎ Menjfei fuengsik

　　Habngamj gij doiqsiengq hanghmoeg menjfei, dawz
sinhfwncwng roxnaeuz hugoujbonj, hawj banhleix menjfei
yienghnaek Dicunghhaij lwedhaw lwgndawdungx yihyoz cab-
fwngz gietsuenq okyen.

57

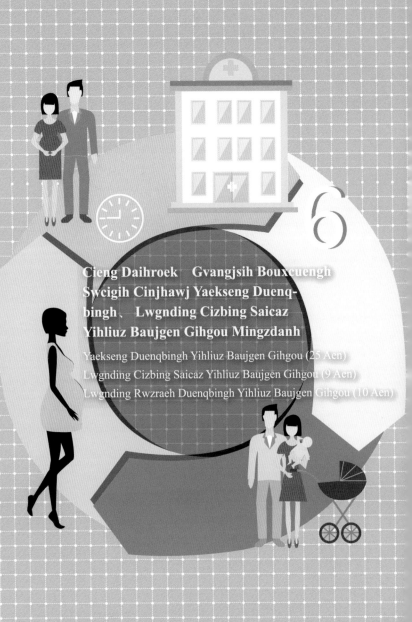

**Cieng Daihroek　Gvangjsih Bouxcuengh
Swcigih Cinjhawj Yaekseng Duenq-
bingh、　Lwgnding Cizbing Saicaz
Yihliuz Baujgen Gihgou Mingzdanh**

Yaekseng Duenqbingh Yihliuz Baujgen Gihgou (25 Aen)
Lwgnding Cizbing Saicaz Yihliuz Baujgen Gihgou (9 Aen)
Lwgnding Rwzraeh Duenqbingh Yihliuz Baujgen Gihgou (10 Aen)

1. Yaekseng Duenqbingh Yihliuz Baujgen Gihgou

Gvangjsih Bouxcuengh Swcigih Cinjhawj Yaekseng
Duenqbingh Yihliuz Baujgen Gihgou

Diegyouq	Gihgou
Nanzningz Si	Gvangjsih Bouxcuengh Swcigih Fuyou Baujgenyen、Gvangjsih Bouxcuengh Swcigih Yihgoh Dayoz Daih'it Fusuz Yihyen、Gvangjsih Bouxcuengh Swcigih Yinzminz Yihyen、Nanzningz Si Fuyou Baujgenyen、Nanzningz Si Daihngeih Yinzminz Yihyen、Gvangjsih Bouxcuengh Swcigih Yihgoh Dayoz Daihngeih Fusuz Yihyen、Nanzningz Si Daih'it Yinzminz Yihyen
Liujcouh Si	Liujcouh Si Fuyou Baujgenye、Liujcouh Si Yinzminz Yihyen、Liujcouh Si Gunghyinz Yihyen
Gveilinz Si	Gveilinz Si Fuyou Baujgenyen、Gveilinz Si Daih'it Yinzminz Yihyen、Gvangjsih Bouxcuengh Swcigih Nanzhihsanh Yihyen
Vuzcouh Si	Vuzcouh Si Fuyou Baujgenyen
Yilinz Si	Yilinz Si Fuyou Baujgenyen
Hinhcouh Si	Hinhcouh Si Fuyou Baujgenyen
Gveigangj Si	Gveigangj Si Fuyou Baujgenyen、Gveigangj Si Yinzminz Yihyen
Bwzhaij Si	Bwzhaij Si Fuyou Baujgenyen
Hocouh Si	Hocouh Si Fuyou Baujgenyen
Bwzswz Si	Bwzswz Si Fuyou Baujgenyen、Yougyangh Minzcuz Yihyozyen Fusuz Yihyen
Hozciz Si	Hozciz Si Fuyou Baujgenyen
Laizbinh Si	Laizbinh Si Fuyou Baujgenyen
Cungzcoj Si	Cungzcoj Si Fuyou Baujgenyen

2. Lwgnding Cizbing Saicaz Yihliuz Baujgen Gihgou

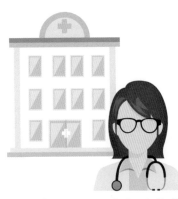

Gvangjsih Bouxcuengh Swcigih Cinjhawj
Lwgnding Cizbing Saicaz Baujgen Gihgou

Diegyouq	Gihgou
Nanzningz Si	Gvangjsih Bouxcuengh Swcigih Fuyou Baujgenyen
Liujcouh Si	Liujcouh Si Fuyou Baujgenyen
Gveilinz Si	Gveilinz Si Fuyou Baujgenyen
Vuzcouh Si	Vuzcouh Si Fuyou Baujgenyen
Yilinz Si	Yilinz Si Fuyou Baujgenyen
Hinhcouh Si	Hinhcouh Si Fuyou Baujgenyen
Gveigangj Si	Gveigangj Si Fuyou Baujgenyen
Bwzswz Si	Bwzswz Si Fuyou Baujgenyen
Hozciz Si	Hozciz Si Fuyou Baujgenyen

3. Lwgnding Rwzraeh Duenqbingh Yihliuz Baujgen Gihgou

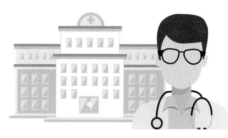

Gvangjsih Bouxcuengh Swcigih Cinjhawj Lwgnding
Rwzraeh Duenqbingh Yihliuz Baujgen Gihgou

Diegyouq	Gihgou
Nanzningz Si	Gvangjsih Bouxcuengh Swcigih Fuyou Baujgenyen Gvangjsih Yihgoh Dayoz Daih'it Fusuz Yihyen Gvangjsih Bouxcuengh Swcigih Yinzminz Yihyen Cunghgoz Yinzminz Gaijfangginh Lenzginz Baujcang Budui Daih Goujngeihsam Yihyen
Liujcouh Si	Liujcouh Si Fuyou Baujgenyen
Gveilinz Si	Gveilinz Si Fuyou Baujgenyen Gvangjsih Bouxcuengh Swcigih Nanzhihsanh Yihyen Gveilinz Yihyozyen Fusuz Yihyen
Yilinz Si	Yilinz Si Fuyou Baujgenyen
Hinhcouh Si	Hinhcouh Si Fuyou Baujgenyen

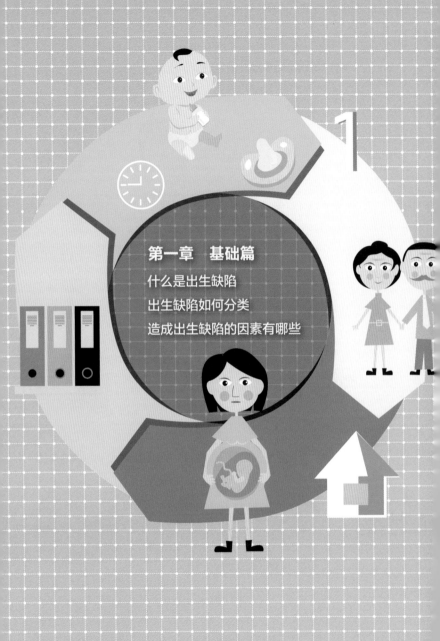

第一章　基础篇

什么是出生缺陷

出生缺陷如何分类

造成出生缺陷的因素有哪些

1. 出生缺陷的定义

　　出生缺陷是指婴儿出生前发生的身体结构、功能或代谢异常。有些异常是出生时肉眼可见的较明显的形态结构异常，而有些异常则必须通过特殊检查或在发育过程中才能确诊。轻微的出生缺陷可能对婴儿身体的影响不大，而严重的出生缺陷则可引起婴儿死亡、寿命缩短或导致儿童长期患病、终身残疾。

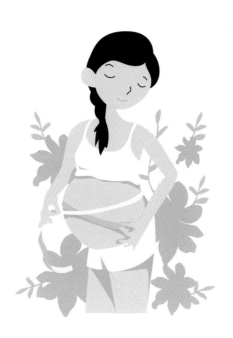

2. 出生缺陷的分类

（1）形态结构异常

　　主要有神经、消化、泌尿生殖、肌肉骨骼、呼吸、循环、皮肤系统结构畸形和五官严重结构畸形，如无脑畸形、脑膨出、脊柱裂、先天性脑积水、食道闭锁、先天性巨结肠、直肠或肛门闭锁、隐睾、尿道下裂、腭裂、唇裂、先天性心脏病等。

（2）细胞异常

　　如先天性白血病、恶性肿瘤等。

（3）代谢异常

　　如苯丙酮尿症、高苯丙氨酸血症、新生儿甲状腺功能低下等。

（4）生理功能异常

　　如先天性智力低下、发育行为障碍、先天性免疫缺陷、儿童退行性疾病、聋、哑等。

（5）染色体及基因组异常

　　由于染色体数目或结构异常造成遗传物质失衡。目前已发现人类染色体数目异常和结构畸变3000余种，常见的有唐氏综合征等。

3. 造成出生缺陷的因素——遗传

父母的基因发生改变，遗传给孩子，导致孩子发生疾病。常见的遗传病有单基因遗传病、多基因遗传病、染色体数目和结构异常而造成的疾病等。父母遗传给孩子的方式主要有以下几种。

常染色体隐性遗传

父母表现为正常，但是父亲和母亲都同时携带同种疾病的致病基因，在怀孕时父母又同时将自己携带的致病基因都遗传给孩子，导致孩子发生疾病。

常染色体隐性遗传男女患病的概率均等。

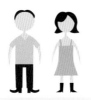

同时携带同种疾病的致病基因

每一个孩子均有1/4的概率会患病，1/2的概率是杂合子，1/4的概率是正常。如地中海贫血、苯丙酮尿症等。

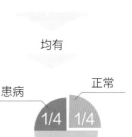

均有

常染色体显性遗传

致病基因位于常染色体上，且由单个等位基因突变即可引起的遗传性疾病。

常见的亚型包括：

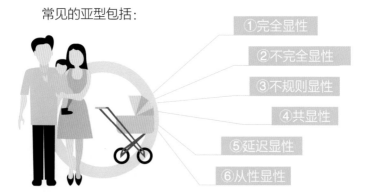

①完全显性
②不完全显性
③不规则显性
④共显性
⑤延迟显性
⑥从性显性

只要体内有一个致病基因存在，就会发病。若父母之一是患者，就会遗传给他们的子女，子女中半数可能发病；若父母都是患者，其子女有3/4的概率发病；若父母都是患者且均为致病基因的纯合体，其子女全部发病。此病与性别无关，男女发病的概率均等。

在一个患者的家族中，可以连续几代出现此病患者。但有时因内外环境的改变，致病基因的作用不一定表现（外显不全），一些本应发病的患者可以成为表型正常的致病基因携带者，而他们的子女仍有1/2的概率发病，可表现为隔代遗传。无病的子女与正常人结婚，其后代一般不再患此病。如先天性肌强直、遗传性球形细胞增多症等。

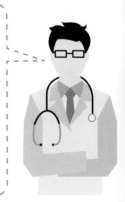

X 连锁显性遗传

遗传病的基因位于 X 染色体上，其性质是显性的，遗传方式称为 X 连锁显性遗传，疾病称为 X 连锁显性遗传病。由于致病基因是显性的，并位于 X 染色体上，因此，不论男性还是女性，只要有一个这种致病基因（XA）就会发病。X 连锁显性遗传与常染色体显性遗传的不同之处在于，女性患者既会将致病基因传给儿子，又会传给女儿，且概率均等；而男性患者只会将致病基因传给女儿，不会传给儿子。

由此可见，X 连锁显性遗传女性患者多于男性，大约为男性的 1 倍。另外，由于 X 染色体选择性失活机制，从临床上看，女性患者病情一般较轻，而男性患者病情较重。

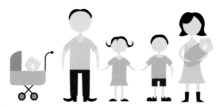

X 连锁隐性遗传

性状或遗传病相关基因位于 X 染色体上，这些基因的性质是隐性的，并随着 X 染色体的行为而传递，其遗传方式称为 X 连锁隐性遗传。常见的 X 连锁隐性遗传病有血友病、红绿色盲、假肥大性肌营养不良等。

X 连锁隐性遗传致病隐性突变基因在 X 染色体上，女性细胞中有两条 X 染色体，当隐性致病基因在杂合状态（XAXa）时，隐性基因控制的性状或遗传病不显示出来，这样的女性是表型正常的致病基因携带者。而在男性细胞中，只有一条 X 染色体，Y 染色体上缺少同源节段，所以只要 X 染色体上有一个隐性致病基因（XaY）就会发病。

4. 造成出生缺陷的因素——环境

可能造成出生缺陷的环境因素主要包括物理因素、药物因素、化学因素和生物因素。

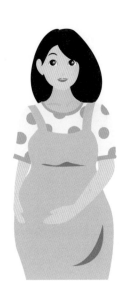

物理因素

孕期暴露于电磁辐射可引起染色体畸变，从而导致胎儿发生畸形。

药物因素

孕期服用抗生素类如链霉素、卡那霉素以及大部分抗结核药，激素类和活疫苗等在孕早期及致畸敏感期使用均有致畸危险。

化学因素

在孕期接触农药如敌敌畏、敌百虫、有机氯、有机汞、苯氧酸类除草剂、二溴氯丙烷、敌枯双等，以及铅、镉、汞、锰、铝等重金属和氯乙烯、氯丁乙烯、丙烯腈等高分子化合物等。

生物因素

母亲感染的病原体通过胎盘绒毛屏障或子宫颈上行感染胎儿。常见的病原体有弓形体、风疹病毒、巨细胞病毒、单纯疱疹病毒，此外还有水痘、带状疱疹病毒、肝炎病毒和梅毒螺旋体等。

5. 造成出生缺陷的其他因素

饮酒、吸烟等

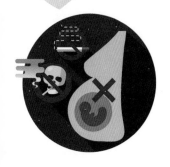

孕期吸烟、饮酒等不良嗜好，包括二手烟的污染，以及吸毒、软性毒品等对胎儿出生缺陷均有直接影响。其表现为发育迟缓、小头畸形、多发性小样畸形、流产、早产、先天性心脏病和新生儿低体重等。

孕妇营养不良

孕妇在孕期缺乏铁、钙、锌、碘、维生素 A、叶酸等营养素，容易引起流产、早产、死产和胎儿畸形。

> **小贴士**
>
> 开放性神经管缺陷是一种严重的神经系统畸形疾病，包括无脑儿、开放性脊柱裂、闭合性脊柱裂、脑膨出、脑积水等。开放性神经管缺陷发生在受孕（精卵结合）后的21~28天，大约是末次月经后5~6周，此时是神经管发育的关键时期。如果这时受到不良因素影响，就容易发生开放性神经管缺陷。叶酸缺乏是导致开放性神经管缺陷的主要原因，由于神经管缺陷常在妇女未意识到怀孕时就已经发生了，即末次月经后的5~6周，因此增补叶酸最好是在孕前12周开始至孕12周。

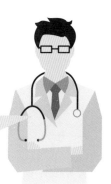

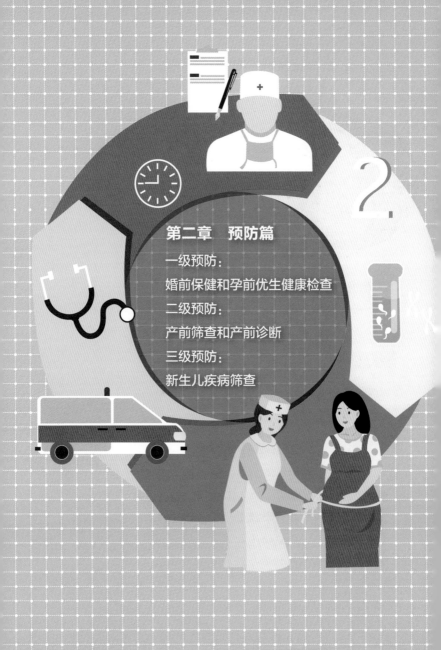

第二章　预防篇

一级预防：

婚前保健和孕前优生健康检查

二级预防：

产前筛查和产前诊断

三级预防：

新生儿疾病筛查

1. 出生缺陷干预"三级预防"策略

为减少出生缺陷发生，世界卫生组织（WHO）提出了出生缺陷干预"三级预防"策略。

一级预防

孕前及孕早期（又称围孕期）阶段的综合干预，通过健康教育、选择最佳生育年龄、遗传咨询、孕前保健、合理营养、避免接触放射性和有毒有害物质、预防感染、谨慎用药、戒烟、戒酒、戒毒等，减少出生缺陷的发生。

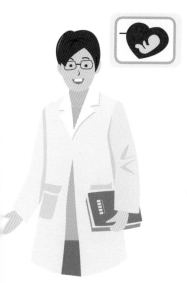

二级预防

通过产前筛查和产前诊断识别胎儿的严重先天缺陷，早期发现，早期干预，减少缺陷儿的出生。

三级预防

通过新生儿疾病的早期筛查，早期诊断，及时治疗，避免或减少致残，提高患儿的生活质量。

2. 婚前保健的内容

婚前保健是对准备结婚的男女双方进行婚前医学检查、婚前卫生指导以及婚前卫生咨询三项内容。

婚前医学检查

针对准备结婚的男女双方可能患有影响生育的疾病进行的医学检查。包括以下几类：严重遗传性疾病、指定传染病、其他与婚育有关的疾病等。

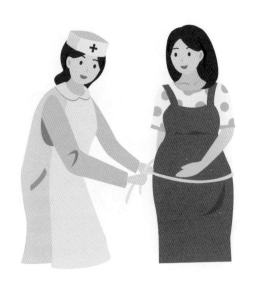

婚前卫生指导

医生为男女双方进行性卫生知识、生育知识、影响婚育疾病和遗传病知识的指导。

婚前卫生咨询

医生为男女双方提供有关婚配、生育保健、避孕节育等方面的咨询，为提高婚后生活质量奠定基础。

3. 孕前优生健康检查

孕前优生健康检查项目主要包括优生健康教育、病史询问、体格检查、临床实验室检查、影像学检查、风险评估、咨询指导、早孕及妊娠结局追踪随访等。

通过孕前相关检查，夫妇双方可以了解自身健康状况，发现可能影响生育的遗传、环境、心理和行为等风险因素，接受针对性优生咨询指导，采取相应的预防措施，从身体、心理、营养、行为方式等多方面做好准备，在最佳状态和最适宜的时机受孕，避免和降低出生缺陷及不良妊娠结局的发生风险，为生育健康宝宝打下坚实的基础。

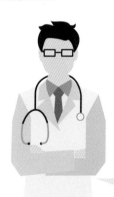

小贴士

大多数出生缺陷发生在胚胎发育的第3至第8周。通常孕妇到医院进行首次产前检查时已过了孕期第8周，错过了预防出生缺陷发生的最佳时机。因此，计划怀孕的夫妇要从孕前开始接受优生健康检查，降低发生出生缺陷的风险。

4. 血清学产前筛查

血清学产前筛查是指通过对孕妇血液中的甲胎蛋白、人绒毛膜促性腺激素等物质的含量测定，并结合孕妇的预产期、体重、年龄和采血时的孕周等，使用风险评估软件计算胎儿患唐氏综合征及开放性神经管缺陷疾病的风险值。

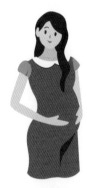

筛查时期

✎ 孕早期血清学产前筛查

孕 11~13 周 +6 天

✎ 孕中期血清学产前筛查

孕 15~20 周 +6 天

只需要抽取孕妇 5 毫升静脉血即可

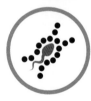

筛查结果

✎ 唐氏综合征筛查结果为高风险的，

需进一步做产前诊断确诊

✎ 开放性神经管缺陷筛查结果为高风险的，

需进一步行超声系统排畸排除胎儿神经管畸形

✎ 唐氏综合征筛查结果为低风险的，

按常规进行产检

5. 孕妇外周血胎儿游离DNA产前筛查

孕妇外周血胎儿游离 DNA 产前筛查是应用高通量基因测序等分子遗传技术检测孕期母体外周血中胎儿游离 DNA 片段，以评估胎儿常见染色体非整倍体异常风险。

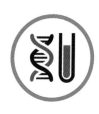

筛查时期

✎ 筛查的最佳时期
  孕 12~21 周 +6 天
  只需要抽取孕妇 5 毫升静脉血即可

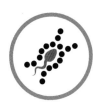

筛查结果

✎ 筛查结果为高风险的，
  需进一步做产前诊断确诊

✎ 结果为低风险的，
  按常规进行产检

6. 胎儿产前超声筛查

胎儿产前超声筛查是通过彩色多普勒超声检查，筛查胎儿结构畸形及超声软指标异常。

筛查时期

🔖 孕 11 ～ 13 周 +6 天行颈部透明层（NT）检测

孕 22 ～ 24 周行超声大排畸检查

孕 28 ～ 34 周行超声小排畸检查

筛查结果

🔖 超声检查结果异常，
需进一步做产前诊断确诊

🔖 结果为低风险的，
按常规进行产检

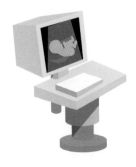

7. 产前诊断的内容

产前诊断又称出生前诊断或宫内诊断，是指在胎儿出生前应用成像技术（超声、核磁共振）了解胎儿的外表等结构；应用细胞遗传、分子检测、生化免疫等技术对胎儿的染色体核型、生化成分、单基因病、基因组病、结构畸形等进行检测。

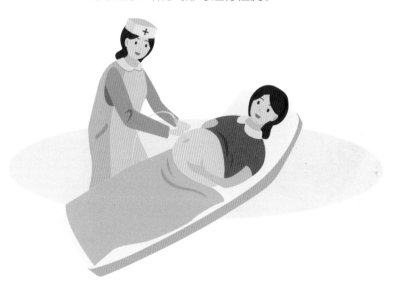

通过检测对某些胎儿先天性畸形或遗传性疾病及时做出诊断，防止患有严重遗传病、智力障碍以及先天畸形胎儿的出生。

8. 常用产前诊断方法

常用的产前诊断方法有早期绒毛活检术、羊膜腔穿刺术、脐静脉穿刺术、超声检查等。

孕 10~13 周

通过取绒毛做胎儿细胞检查。

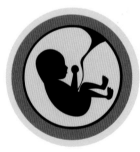

孕 16~22 周

进行羊膜穿刺，获得羊水和胎儿身体的脱落细胞，通过生化分析及胎儿染色体核型分析，可明确诊断胎儿染色体是否异常。

孕 11~26 周

通过超声检查可查出胎儿是否有无脑畸形、脊柱裂、脑膨出、脑积水、小头、畸胎瘤、多囊肾、肾缺如、腹裂、房间隔缺损、室间隔缺损等畸形。

9. 产前诊断的对象

建议符合以下情况之一的孕妇进行产前诊断：

1. 产前筛查为高风险孕妇。
2. 预产期时年龄 35 岁以上的高龄孕妇。
3. 生育过染色体异常儿的孕妇。
4. 夫妇一方为染色体异常携带者。
5. 曾有不良孕产史者或特殊致病因子接触史者。
6. 连锁性隐性遗传病基因携带者。
7. 夫妇一方有先天性代谢疾病，或已生育过患儿的孕妇。
8. 有遗传性家族史或近亲婚配史的孕妇。
9. 在妊娠早期接受过较大剂量化学毒剂、辐射或严重病毒感染的孕妇。
10. 有过原因不明的流产、死产、胎儿畸形和新生儿死亡史的孕妇。
11. 超声检查发现胎儿有结构异常者。
12. 本次妊娠羊水过多、羊水过少、发育受限等疑有胎儿畸形的孕妇。
13. 生育过某种遗传性疾病患儿或夫妇一方为某种遗传性疾病患者或夫妇双方为某种遗传病基因携带者。
14. 医学上认为需要进行产前诊断的其他情况。

10. 新生儿先天性疾病筛查

新生儿先天性遗传代谢性疾病筛查

宝宝出生后48~72小时采其足跟血，通过先进的实验室检测发现某些危害严重的先天性遗传代谢性疾病，从而早期诊断、早期治疗，避免宝宝因脑、肝、肾等损害导致智力、体格发育障碍甚至死亡。

新生儿听力筛查

通过耳声发射、自动听性脑干反应和声阻抗等电生理学检测，在新生儿出生后自然睡眠或安静的状态下进行的客观、快速和无创的检查，从而早期发现、早期预防和减轻听力残疾的程度。

新生儿先天性心脏病筛查、诊断和治疗

采用听诊器和经皮脉搏血氧饱和度测定仪对出生后6~72小时的新生儿进行心脏杂音听诊和经皮脉搏血氧饱和度测定，对筛查结果呈阳性的患儿进一步明确诊断，对确诊患儿进行治疗。

11. 儿童系统保健

对0~6岁儿童开展高危儿童筛查、监测、干预及转诊工作。

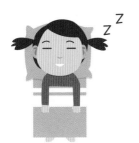

对早产儿、低出生体重儿、消瘦、严重慢性营养不良、生长监测曲线连续两次平坦或向下倾斜、中重度肥胖、中重度贫血、活动期佝偻病、先天性心脏病、先天性甲状腺功能低下症、苯丙酮尿症、听力障碍、精神发育迟滞等高危儿童进行专案管理。

针对其病因、病情制订正确的矫治方案，给予药物治疗、营养指导等针对性干预措施。

对残障儿童进行康复训练与指导，并与当地康复训练机构建立联系机制。

通过规范体检及早发现畸形缺陷，争取适时进行手术治疗，提高患儿的生活质量。

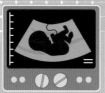

第三章　技术篇

常用产前筛查技术：血清学产前筛查、
孕妇外周血胎儿游离 DNA 产前筛查
与诊断、胎儿产前超声筛查

常用产前诊断技术：染色体核型分析、
荧光原位杂交（FISH）技术、染色体
芯片分析技术（CMA）

胎儿产前超声诊断

胚胎植入前遗传学检测

临床遗传咨询

地中海贫血防控

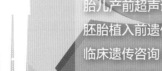

1. 血清学产前筛查

对年龄小于35周岁的一般孕妇，在孕早期或孕中期应用二联法、三联法、四联法测定妊娠相关血浆蛋白A、甲胎蛋白、人绒毛膜促性腺激素、游离雌三醇等生化指标，结合孕妇的年龄、孕周、体重、病史等因素计算胎儿患唐氏综合征及开放性神经管缺陷疾病的风险率。

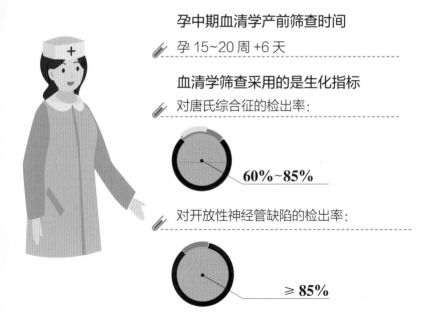

孕中期血清学产前筛查时间

孕 15~20 周 +6 天

血清学筛查采用的是生化指标

对唐氏综合征的检出率：

60%~85%

对开放性神经管缺陷的检出率：

≥ 85%

2. 孕妇外周血胎儿游离DNA产前筛查与诊断

　　孕妇外周血胎儿游离 DNA 产前筛查与诊断是应用高通量基因测序等分子遗传技术检测孕期母体外周血中胎儿游离 DNA 片段，以评估胎儿常见染色体非整倍体异常风险。

检测适宜孕周
　孕 12~22 周 +6 天

目标疾病
　3 种常见胎儿染色体非整倍体异常，即
　唐氏综合征
　18 三体综合征
　13 三体综合征

检出率
　唐氏综合征检出率不低于 95%
　18 三体综合征检出率不低于 85%
　13 三体综合征检出率不低于 70%

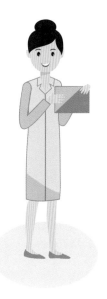

适用人群

① 血清学筛查显示胎儿常见染色体非整倍体风险值介于高风险切割值与1/1000之间的孕妇。

② 有介入性产前诊断禁忌证者（如先兆流产、发热、出血倾向、慢性病原体感染活动期、孕妇 Rh 阴性血型等）。

③ 孕20周 +6天以上，错过血清学筛查最佳时间，但要求评估唐氏综合征、18三体综合征、13三体综合征风险者。

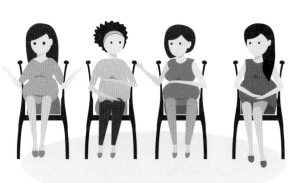

慎用人群

有下列情形的孕妇进行检测时，检测准确性有一定程度下降，检出效果尚不明确。

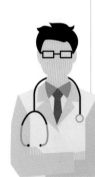

1 早、中孕期产前筛查高风险。

2 预产期年龄 ≥ 35 岁。

3 重度肥胖（体重指数 >40）。

4 通过体外受精 - 胚胎移植方式受孕。

5 双胎及多胎妊娠。

6 有染色体异常胎儿分娩史，但除夫妇染色体异常的情形外。

7 医师认为可能影响结果准确性的其他情形。

8 按有关规定应建议其进行产前诊断的情形。

不适用人群

有下列情形的孕妇进行检测时，可能严重影响结果准确性。

（1）孕周 <12 周 +0 天。

（2）夫妇一方有明确染色体异常。

（3）1 年内接受过异体输血、移植手术、异体细胞治疗等。

（4）胎儿超声检查提示有结构异常须进行产前诊断。

（5）有基因遗传病家族史或提示胎儿罹患基因病高风险。

（6）孕期合并恶性肿瘤。

（7）医师认为有明显影响结果准确性的其他情形。

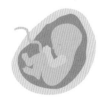

除上述不适用情形外，孕妇或其家属在充分知情同意的情况下，可选择孕妇外周血胎儿游离 DNA 产前检测。

3. 胎儿产前超声筛查

颈部透明层（NT）检查

通过彩色超声检查胎儿颈部透明带厚度，是排除胎儿畸形的一种常规检查，可以早期发现染色体疾病和多种原因造成的胎儿异常。

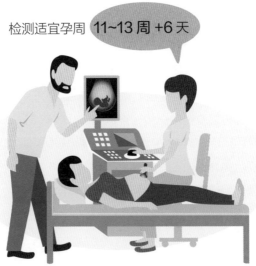

检测适宜孕周 **11~13 周 +6 天**

胎儿产前超声筛查

指在怀孕 18~24 周内对胎儿进行系统的超声检查。主要观察胎儿重要器官的形态结构，以便发现胎儿是否有致死或严重致残性畸形，包括国家卫生健康委员会要求排查的无脑儿、严重脑膨出、严重开放性脊柱裂、单腔心、严重胸腹壁缺损伴内脏外翻和致死性软骨发育不全六大胎儿致死性畸形。

4. 常用产前诊断技术

染色体核型分析

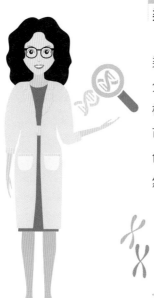

胎儿细胞染色体核型分析是胎儿染色体疾病诊断的金标准，在可及的分辨率下能对整组染色体的数目和结构异常进行诊断，目前尚无其他技术可以完全替代。对于各类疑似胎儿染色体异常的病例，染色体核型分析依然是无可替代的首选方法。

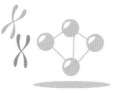
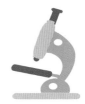

但该方法有取材时限性、培养耗时长、技术稳定性较差、依赖阅片者的经验等缺点，需要2~3周才能完成。受显带分辨率的限制，对一些疑似结构异常的病例，需要运用荧光原位杂交（FISH）技术、染色体芯片分析技术（CMA）等技术进一步确诊。

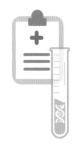

荧光原位杂交（FISH）技术

荧光原位杂交技术是一项细胞遗传学与分子生物学相结合的技术。该技术利用荧光标记的 DNA 探针，与目标样本 DNA 进行原位杂交，通过荧光显微镜检测荧光信号，从而反映相应位置染色体情况，对待检测 DNA 序列进行定位、定性和相对定量分析。

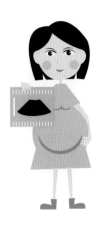

FISH 能为嵌合体，易位性重排，重复、缺失或插入性重排确定嵌合比例、重排类型、来源和断裂点提供可靠依据，对一些核型分析有难度的病例可用 FISH 确认。

FISH 技术是对特定位点的检测，只能检查探针目标染色体，不能同时对整组染色体进行"全息性"检查。

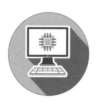
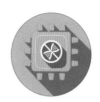

染色体芯片分析技术（CMA）

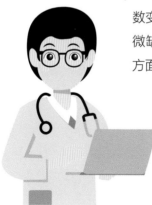

染色体芯片分析技术又被称为"分子核型分析"，能够在全基因组水平进行扫描，可检测染色体不平衡的拷贝数变异（CNV），尤其是在检测基因组微缺失、微重复等基因组失衡异常等方面具有突出优势。

5. 胎儿产前超声诊断

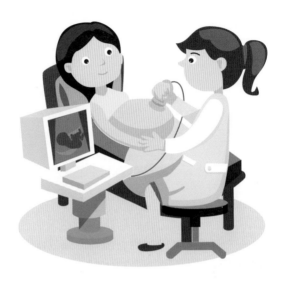

　　胎儿产前超声诊断是指在妊娠各期对胎儿生长测量超声或筛查超声发现的问题进一步检查和分析，对胎儿是否存在严重发育缺陷做出最终结论或合理解释。

　　胎儿产前超声诊断需有严格的适应证，依循国家卫生健康委员会2002年颁布的《产前诊断技术管理办法》要求，在有产前诊断资质的医疗单位，由有资质的产前诊断人员双签名发布产前超声诊断报告。

6. 胚胎植入前遗传学检测

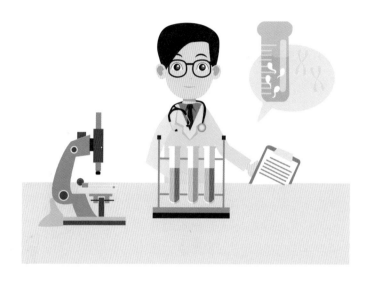

　　胚胎植入前遗传学检测（PGT），是通过 NGS、CMA 等技术对胚胎囊胚期的滋养层细胞进行遗传性疾病的筛查与诊断，包括胚胎植入前遗传学筛查（PGS）和胚胎植入前遗传学诊断（PGD）。通过 PGT 筛选出基因组正常或无某种特定疾病的胚胎将其植入子宫内，可有效减少遗传性缺陷儿的出生，同时可减少因染色体异常引起的反复流产等，提高临床妊娠率。

7. PGS和PGD技术

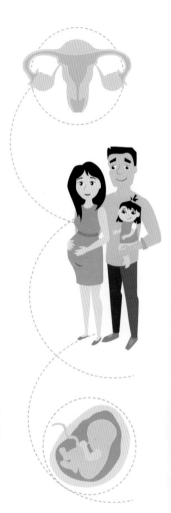

胚胎植入前遗传学筛查（PGS）

　　胚胎植入前遗传学筛查是一种将疾病筛查提前至胚胎植入前的方法，通过辅助生殖技术，对体外受精形成的胚胎进行染色体非整倍体分析，选择检测无异常的胚胎植入宫腔，提高临床妊娠率，降低流产率，减少出生缺陷。

　　该项技术主要适用于无已知遗传学异常但存在高度非整倍体风险进行体外受精的夫妇。

胚胎植入前遗传学诊断（PGD）

　　胚胎植入前遗传学诊断是在胚胎植入前对胚胎特定遗传病相关基因进行检测，筛选出未患该遗传病的胚胎移植回宫腔，从而获得健康胎儿的诊断方法，可有效防止此病患儿的出生。

8. 临床遗传咨询

遗传咨询

咨询医师和咨询者就其家庭中遗传病所面临的全部问题进行讨论和商谈。

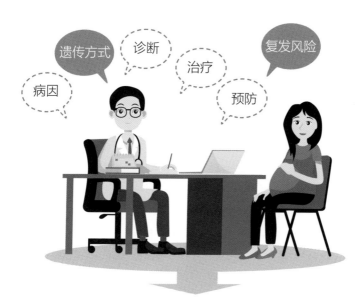

最后做出恰当的对策和选择，并在咨询医师的帮助下付诸实施以达到防治效果。除了外伤，绝大多数自发性疾病都可以列入遗传咨询范围。

9. 遗传咨询对象

根据2002年《卫生部关于印发〈产前诊断技术管理办法〉相关配套文件的通知》，常见的遗传咨询对象如下：

 夫妇双方或家系成员患有某些遗传病或先天畸形者。

 不明原因智力低下患儿或先天畸形儿的父母。

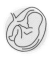 孕期接触不良环境因素以及患有某些慢性病的孕妇。

 不明原因的反复流产或有死胎、死产等情况的夫妇。

 长期接触不良环境因素的育龄青年男女。

 曾生育过遗传病患儿的夫妇。

 常规检查或常见遗传病筛查发现异常者。

 婚后多年不育的夫妇。

 35岁以上的高龄孕妇。

 其他需要咨询的情况。

10. 地中海贫血防控技术

地中海贫血简称地贫，是一种遗传性溶血性贫血疾病。

发病机制

地中海贫血是由于珠蛋白基因缺陷，使血红蛋白中的珠蛋白肽链有一种或几种合成减少或不能合成，导致红细胞形态、体积及血红蛋白组成成分的改变，表现出异常改变的血液学表型特征，如小细胞低色素症、HbA_2和 HbF 等含量发生变化等。

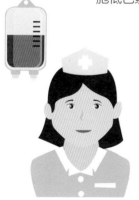

筛查与诊断

采用相应的技术分析受检个体的红细胞指数、血红蛋白组分、缺陷基因型，进行地中海贫血筛查与分子诊断。

地中海贫血筛查（血细胞自动分析和血红蛋白组分分析技术）

（1）血细胞自动分析

通过外周血全血细胞分析（FBC），获取 RBC、HGB、HCT、MCV、MCH、MCHC 和 RDW 等检测结果。

主要监测指标：MCV、MCH

当 MCV<82 fl 和（或）MCH<27 pg 为地中海贫血筛查阳性

广西为地中海贫血高发地区，为了减少静止型地中海贫血基因携带者漏诊，将 MCV<82 fl 和（或）MCH<27 pg 定为地中海贫血筛查阳性的指标。筛查阳性必须进行地中海贫血基因诊断才能确诊。

（2）血红蛋白组分分析

应用适宜的血红蛋白组分分析方法，如凝胶电泳、毛细管电泳、高效液相色谱等血红蛋白分析技术，检测外周血的 HbA_2、HbA、HbF 和 HbH 等组分的相对含量。

主要监测指标：HbA_2、HbF、HbH 等血红蛋白组分含量

当 HbA_2>3.5%、HbF>3.0%（孕妇的 HbF>5.0%），检测出其他异常血红蛋白时，地中海贫血筛查结果为阳性。

筛查阳性者必须进行地中海贫血基因诊断才能确诊。

（3）地中海贫血基因诊断

应用 Gap-PCR 技术检测缺失型 α- 地中海贫血，目前常规检测的是南方最常见的 4 种缺失类型。

$--^{SEA}/\alpha\alpha$	$--\alpha^{3.7}/\alpha\alpha$	$-\alpha^{4.2}/\alpha\alpha$	$--^{THAI}/\alpha\alpha$

应用 PCR 结合 RDB（反向斑点杂交）技术检测 α- 地中海贫血点突变基因和 β- 地中海贫血点突变基因。

目前常规检测中国人群常见的 17 种 β- 地中海贫血点突变基因。

CD41-42（-CTTT）	IVS-Ⅱ-654（C>T）	-28（A>G）
CD71-72（+A）	CD17（AAG>TAG）	IVS-I-5（G>C）
CD31（-C）	CD43（GAG>TAG）	IVS-I-1（G>T）
CD27/28（+C）	CD26（GAG>AAG）	-29（A>G）
-30（T>C）	Cap+40-43（-AAAC）	CD14-15（+G）
起始密码子（Initiation condon）突变（ATG>AGG）		-32（C>A）

常规检测 3 种 α- 地中海贫血点突变基因。

$\alpha^{CS}\alpha/\alpha\alpha$	$\alpha^{QS}\alpha/\alpha\alpha$	$\alpha^{WS}\alpha/\alpha\alpha$

11. 地中海贫血防控的必要性

地中海贫血是常染色体隐性遗传性疾病，夫妻双方若为同类型地中海贫血基因携带者，且经临床医生评估为高风险夫妇，他们所孕育的胎儿有概率携带地中海贫血基因。

正常胎儿

中重型地中海贫血胎儿   1/4   1/4

1/2   地中海贫血基因携带者

目前骨髓移植是较成熟的可治愈中重度 β- 地中海贫血的治疗方法，但大约只有25%的患者能配型相吻合，且治疗费用昂贵，治疗的结局差异很大。广西是我国地中海贫血发生率最高的省级行政区，当地人群中每4~5人就有1人是地中海贫血基因携带者，每55个家庭就有1个家庭有重型地中海贫血新生儿出生的风险，每出生200~250个胎儿就有1个重型地中海贫血（包括HbH病）胎儿。因此，在广西人群中实施地中海贫血预防控制对出生缺陷防控意义重大。

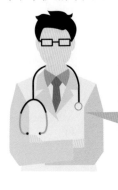

小贴士

婚前、孕前夫妇应进行地中海贫血筛查，找出地中海贫血筛查双方阳性的夫妇，进行基因诊断查找携带同型基因的高风险夫妇，在孕期尽早进行产前诊断，避免中重度地中海贫血患儿出生。

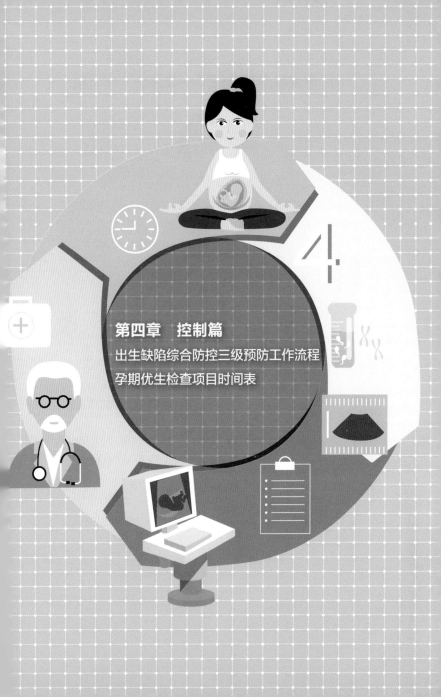

第四章　控制篇
出生缺陷综合防控三级预防工作流程
孕期优生检查项目时间表

1. 出生缺陷综合防控一级预防工作流程

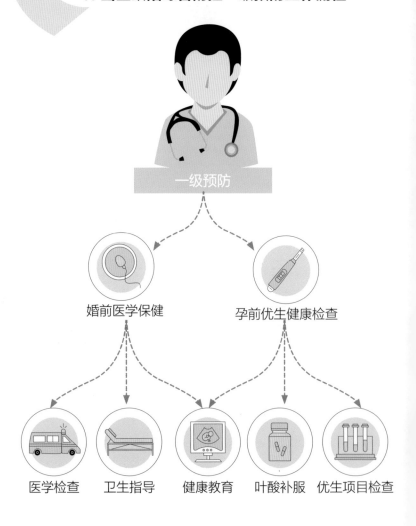

一级预防

婚前医学保健　　　　孕前优生健康检查

医学检查　卫生指导　健康教育　叶酸补服　优生项目检查

2. 出生缺陷综合防控二级预防
（产前筛查）工作流程

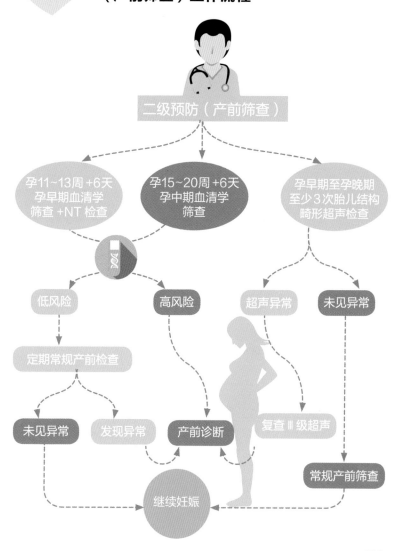

3. 出生缺陷综合防控二级预防
（产前诊断）工作流程

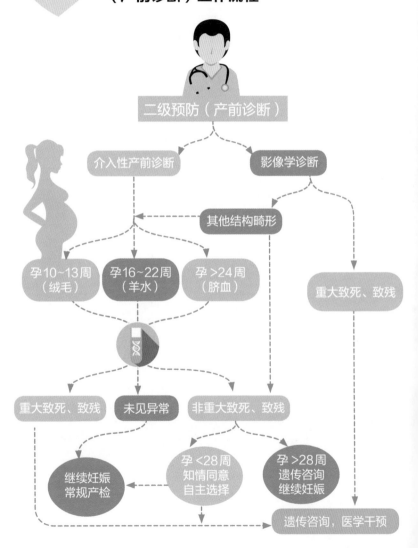

二级预防（产前诊断）

介入性产前诊断　　影像学诊断

其他结构畸形

孕10~13周（绒毛）　孕16~22周（羊水）　孕>24周（脐血）

重大致死、致残

重大致死、致残　未见异常　非重大致死、致残

继续妊娠常规产检

孕<28周知情同意自主选择

孕>28周遗传咨询继续妊娠

遗传咨询，医学干预

4. 出生缺陷综合防控三级预防工作流程

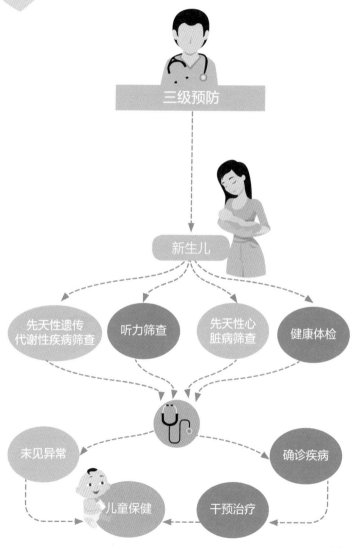

三级预防

新生儿

先天性遗传
代谢性疾病筛查

听力筛查

先天性心
脏病筛查

健康体检

未见异常

确诊疾病

儿童保健

干预治疗

5. 孕期优生检查项目时间表

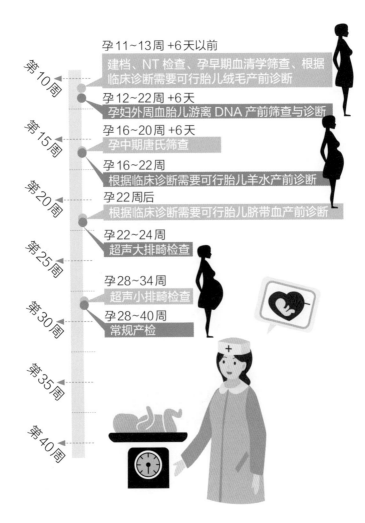

第10周 — 孕11~13周 +6天以前
建档、NT检查、孕早期血清学筛查、根据临床诊断需要可行胎儿绒毛产前诊断

孕12~22周 +6天
孕妇外周血胎儿游离DNA产前筛查与诊断

第15周 — 孕16~20周 +6天
孕中期唐氏筛查

孕16~22周
根据临床诊断需要可行胎儿羊水产前诊断

第20周 — 孕22周后
根据临床诊断需要可行胎儿脐带血产前诊断

孕22~24周
超声大排畸检查

第25周

孕28~34周
超声小排畸检查

第30周 — 孕28~40周
常规产检

第35周

第40周

106

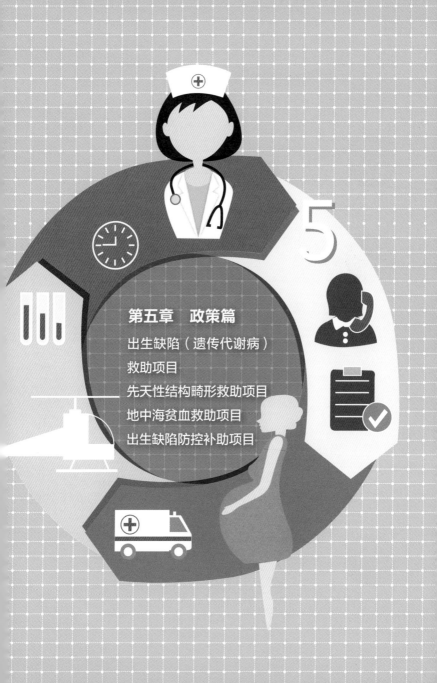

1. 出生缺陷（遗传代谢病）救助项目

项目开展时间

2016年广西启动实施出生缺陷（遗传代谢病）救助项目。

项目实施机构

广西14家市级妇幼保健院。

救助疾病

遗传代谢性疾病。

救助对象

年龄18周岁以下（含），在医疗机构接受诊断、治疗和康复的贫困患儿。

救助条件

医疗费用自付部分超过2000元（含），或国家级贫困县患儿的自付部分超过1000元（含）的均可以申请救助。

救助金额

根据患儿医疗费用自付部分，一次性给予1000元～10000元补助。患儿在获得第一次补助金（以基金会救助时间为准）后可申请第二次补助。

详情查询

登录国家卫生健康委员会和中国出生缺陷干预救助基金会官方网站（http://www.csqx.org.cn/）或到各市妇幼保健院咨询。

2. 先天性结构畸形救助项目

项目开展时间

2018年广西启动实施先天性结构畸形救助项目。

项目定点医疗机构

广西医科大学第一附属医院、广西壮族自治区妇幼保健院、广西壮族自治区人民医院、右江民族医学院附属医院、贵港市人民医院、梧州市红十字会医院、贺州市人民医院、河池市人民医院，南宁、柳州、桂林、梧州、钦州、玉林市妇幼保健院。

救助疾病

临床诊断患有神经系统、消化系统、泌尿系统及生殖器官、肌肉骨骼系统、呼吸系统、五官等6类72种先天性结构畸形疾病。

救助对象

年龄18周岁以下（含），在定点医疗机构接受诊断、手术、治疗和康复的贫困患儿。

救助条件

医疗费用自付部分超过3000元（含）的贫困患儿均可以申请救助。

救助金额

根据患儿医疗费用自付部分，一次性给予3000元～30000元补助。

3. 地中海贫血救助项目

项目开展时间

2018~2019年广西开展地中海贫血救助项目试点工作。

项目实施机构

广西14家市级妇幼保健院。

救助疾病

临床诊断患有输血依赖性或中重型地中海贫血。

救助对象

年龄14周岁以下（含），在医疗机构接受诊断、治疗的贫困患儿。

救助条件

2018年和2019年发生的年度诊疗费用，经医疗保险报销后自付部分超过3000元（含）的贫困患儿均可以申请救助。

救助金额

根据患儿医疗费用自付部分，一次性给予3000元~10000元补助。

详情查询

登录国家卫生健康委员会和中国出生缺陷干预救助基金会官方网站查询（http://www.csqx.org.cn/）或到各市妇幼保健院咨询。

4. 出生缺陷防控补助项目

免费婚前医学检查

项目实施机构

广西区内各县（市、区）婚检机构。

免费对象

符合《中华人民共和国婚姻法》有关规定，男女双方或一方户籍在广西壮族自治区范围。

免费标准

双方享受免费的婚前医学检查服务。

免费孕前优生健康检查

项目实施机构

广西区内各县（市、区）妇幼保健机构。

免费对象

符合生育政策，男女双方或一方户籍在广西壮族自治区范围并计划怀孕的夫妇，包括夫妇双方为非本地户籍但在本地居住半年以上的流动人口。

免费标准

双方享受免费的孕前优生健康检查。

免费增补叶酸预防神经管缺陷

项目实施机构

广西区内医疗保健机构。

免费对象

计划怀孕的妇女和孕早期孕妇（包括常住和流动人口）。

免费标准

免费领取孕前3个月和孕早期3个月的叶酸。

孕中期产前筛查

项目实施机构

广西区内产前筛查、诊断机构。

补助对象

怀孕15~20周+6天的广西农村户籍、广西户籍残疾家庭孕妇。

补助标准

产前筛查补助标准为115元/人。

免费新生儿疾病筛查

采血机构

广西区内接产机构。

检测机构

自治区许可的新生儿疾病筛查医疗保健机构。

免费对象

广西农村户籍、广西户籍残疾家庭孕产妇住院分娩新生儿。

免费标准

新生儿疾病筛查费用67元／人。

免费新生儿听力筛查

听力初筛查机构

广西区内接产机构。

听力诊断机构

自治区许可的新生儿听力诊断医疗保健机构。

免费对象

广西农村户籍、广西户籍残疾家庭孕产妇住院分娩新生儿。

免费标准

新生儿听力初筛费用60元／人，新生儿听力复筛费用120元／人，新生儿听力诊断费用250元／人。

免费新生儿先天性心脏病筛查和诊断

先天性心脏病筛查机构

　　广西区内接产机构。

先天性心脏病诊断机构

　　自治区许可的新生儿先天性心脏病诊断医疗保健机构。

免费对象

　　父母双方或一方为广西户籍的广西住院分娩新生儿。

免费标准

　　新生儿先天性心脏病筛查费用15元/人，新生儿先天性心脏病诊断费用200元/人。

5. 地中海贫血防控补助项目

免费婚检地中海贫血血常规初筛

婚前医学检查青年男女、孕前优生健康检查夫妇的地中海贫血血常规初筛纳入免费婚前医学检查和免费孕前优生健康检查项目检查范畴，按项目相关规定实行。

免费地中海贫血血红蛋白分析复筛

免费对象

参加婚前医学检查的青年男女、孕前优生健康检查的夫妇，双方或一方为广西户籍，且地中海贫血血常规初筛为单方阳性（一方地中海贫血血常规初筛阳性，另一方地中海贫血血常规初筛阴性）。

怀孕建卡夫妇

双方或一方为广西户籍，地中海贫血血常规初筛为单方阳性（一方地中海贫血血常规初筛阳性，另一方地中海贫血血常规初筛阴性）的，且经"桂妇儿系统"查询未进行血红蛋白分析的对象。每对夫妇只能获得免费检测机会一次，不能重复免费检测。

免费结算标准

免费地中海贫血血红蛋白分析复筛结算标准为100元/对。

免费方式

　　符合项目免费的对象，凭身份证或户口本办理免费手续，对夫妇予以直接免费地中海贫血血红蛋白分析复筛。

免费地中海贫血基因诊断

免费对象

　（1）地中海贫血基因诊断免费对象：

　　婚前医学检查的男女双方、孕前优生健康检查夫妇双方或一方为广西户籍，且地中海贫血筛查为双方阳性。

　（2）怀孕建卡夫妇：

　　双方或一方为广西户籍，地中海贫血筛查为双方阳性，且经"桂妇儿系统"查询未进行地中海贫血基因诊断的对象。每对夫妇只能获得免费检测机会一次，不能重复免费检测。

　（3）罕见型地中海贫血基因诊断免费对象：

　　参加婚前医学检查的男女双方、孕前优生健康检查、孕期保健的夫妇双方或一方为广西户籍，地中海贫血筛查双方为阳性并均已进行地中海贫血基因诊断，若有证据提示可能存在罕见或未明地中海贫血突变的病例，可免费进行罕见型地中海贫血基因诊断。每人只能获得免费检测机会一次，不能重复免费检测。提示可能存在罕见或未明地中海贫血突变具体参照《广西地中海贫血防控免费技术服务实施方案》的广西地中海贫血防控技术流程。

免费结算标准

免费地中海贫血基因诊断结算标准为1000元/对，免费罕见型地中海贫血基因诊断结算标准为750元/例。

免费方式

符合项目免费的对象，凭身份证或户口本办理免费手续，对夫妇予以直接免费地中海贫血基因诊断或罕见型地中海贫血基因诊断。

免费地中海贫血产前诊断

免费对象

孕期保健夫妇双方或一方为广西户籍，且双方为同型地中海贫血基因携带者的，需要进一步对胎儿进行地中海贫血产前诊断，同时在"桂妇儿系统"中查询本次孕期未进行地中海贫血产前诊断的夫妇。每胎儿每孕期只能获得免费地中海贫血产前诊断一次，不能重复免费诊断。

免费结算标准

免费地中海贫血产前诊断结算标准为1850元/例。

免费方式

符合项目免费的对象，凭身份证或户口本办理免费手续，对夫妇予以直接免费地中海贫血产前诊断。

免费重型地中海贫血胎儿医学干预

免费对象

孕期保健夫妇双方或一方为广西户籍，且地中海贫血产前诊断为高风险重型地中海贫血胎儿建议进行医学干预。在充分遗传咨询、优生指导、知情选择情况下，免费给予实施终止妊娠医学干预。

免费结算标准

（1）医保政策范围内的参保服务对象，先进行医保结算，剩余个人支付部分予以全额报销。

（2）未参加医保的服务对象，住院费用予以全额报销。

免费方式

符合项目免费的对象，凭身份证或户口本，予以办理免费重型地中海贫血胎儿医学干预结算出院。

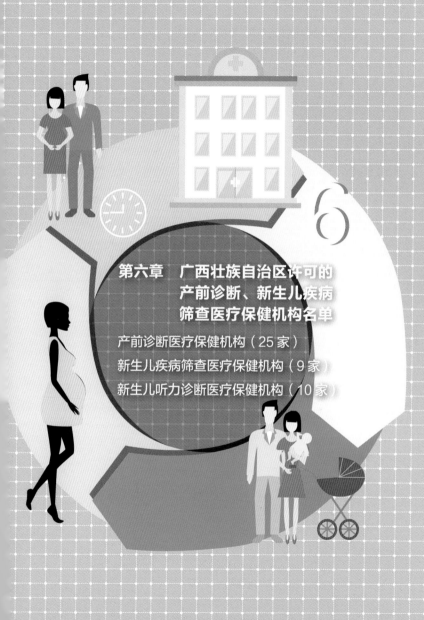

**第六章 广西壮族自治区许可的
产前诊断、新生儿疾病
筛查医疗保健机构名单**

产前诊断医疗保健机构（25家）

新生儿疾病筛查医疗保健机构（9家）

新生儿听力诊断医疗保健机构（10家）

1. 产前诊断医疗保健机构

广西壮族自治区许可的产前诊断医疗保健机构

地点	机构
南宁市	广西壮族自治区妇幼保健院、广西医科大学第一附属医院、广西壮族自治区人民医院、南宁市妇幼保健院、南宁市第二人民医院、广西医科大学第二附属医院、南宁市第一人民医院
柳州市	柳州市妇幼保健院、柳州市人民医院、柳州市工人医院
桂林市	桂林市妇幼保健院、桂林市第一人民医院、广西壮族自治区南溪山医院
梧州市	梧州市妇幼保健院
玉林市	玉林市妇幼保健院
钦州市	钦州市妇幼保健院
贵港市	贵港市妇幼保健院、贵港市人民医院
北海市	北海市妇幼保健院
贺州市	贺州市妇幼保健院
百色市	百色市妇幼保健院、右江民族医学院附属医院
河池市	河池市妇幼保健院
来宾市	来宾市妇幼保健院
崇左市	崇左市妇幼保健院

2. 新生儿疾病筛查医疗保健机构

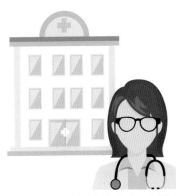

广西壮族自治区许可的新生儿疾病筛查医疗保健机构

地点	机构
南宁市	广西壮族自治区妇幼保健院
柳州市	柳州市妇幼保健院
桂林市	桂林市妇幼保健院
梧州市	梧州市妇幼保健院
玉林市	玉林市妇幼保健院
钦州市	钦州市妇幼保健院
贵港市	贵港市妇幼保健院
百色市	百色市妇幼保健院
河池市	河池市妇幼保健院

3. 新生儿听力诊断医疗保健机构

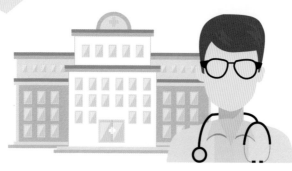

广西壮族自治区许可的新生儿听力诊断医疗保健机构

地点	机构
南宁市	广西壮族自治区妇幼保健院 广西医科大学第一附属医院 广西壮族自治区人民医院 中国人民解放军联勤保障部队第九二三医院
柳州市	柳州市妇幼保健院
桂林市	桂林市妇幼保健院 广西壮族自治区南溪山医院 桂林医学院附属医院
玉林市	玉林市妇幼保健院
钦州市	钦州市妇幼保健院